無孔不入經皮毒

防禦疾病，從保護皮膚開始！

竹內久米司、稻津教久◎著
許光陽◎審訂
鄭維欣◎譯

誠心推薦

全嘉莉　資深醫藥記者
許光陽　台北醫學大學藥學系教授
趙少康　中廣董事長
潘懷宗　藥學博士

目錄

Chapter 3 你身邊有哪些經皮毒？

Chapter 4 有害化學物質破壞生態

目錄

專欄索引

【推薦序】

認識經皮毒，活得更健康

資深醫藥記者、國防醫學院講師　全嘉莉

很多人不知道，皮膚是人體最大的器官組織，因此流行已久的排毒，也強調從皮膚排出身體的毒素，但是看完了「經皮毒」之後，才發現人體最大的器官組織——皮膚，每天吸取了多少日常用品的有毒化學物質，遠比吃進肚子的要可怕。以前說「病從口入」，看了日本兩位藥學專家的研究後，接觸皮膚的物質也要小心，環境污染過的食物與用水可以不吃、不喝，但是毒素卻會被皮膚吸收，這些常識是現代人都必須具備的新養生概念。

本書列出了多種日用品的毒性，讓讀者可以清楚了解，具備了這些常識，才能真正保護自己的健康，當然，作者也教導大家，攝取均衡的飲食，使人體解毒功能順暢、減輕經皮毒的危害。想要活得更健康、遠離疾病的威脅，《無孔不入經皮毒》這本書你一定不能錯過。

【自序】經皮毒──你的皮膚攝取了什麼物質？

竹內久米司
稻津教久

西元二〇〇一年八月，東京的平均氣溫是攝氏二十八度。但根據預測，一百年後二一〇〇年時，八月平均氣溫會是三十一度。如果溫室效應繼續惡化，人類能夠居住的地球將會消失。我們周遭的環境一天比一天惡化，使人類瀕臨滅種的危機。

為追求便利發展科學的結果，反使得人類受苦，真是讓人哭笑不得。在健康問題方面，諸如化學物質過敏、異位性皮膚炎、注意力缺失過動症（ADHA）、自閉症、克汀症、病態建築症候群等案例的增加，想必和化學物質種類與濃度的增加脫不了關係。這些疾病雖沒有遺傳性質，但很有可能屬於先天性疾病。

我們對經口攝取的飲食較為小心，會審慎的挑選食物，然而對經由呼吸或皮膚入侵人體的毒素卻毫無警覺。在本書中將清楚地說明化學物質經由不同吸收管道進入身體後，會產生什麼樣的反應。筆者尤其注意經由皮膚進入人體的化學物質，亦即所謂「經皮吸收」，以推廣資訊，使大眾得知其危險性為目的。

經由皮膚吸收毒素而產生的典型症狀，以「進行性指掌角皮症」——也就是所謂「主婦溼疹」（富貴手）的症狀為代表。早在多年前，科學家已指出主婦溼疹的病因，來自於廚房用清潔劑裡的合成界面活性劑。我們還希望讀者得知，有許多合成界面活性劑同時也是環境污染物質。合成界面活性劑等化學物質釋放到環境後，會擾亂動植物的生態體系，受害最深的還是人類。

另外，從沙利竇邁、水俣病（有機水銀）、米糠油症（PCB、戴奧辛）等藥害及公害案例，則可確認「環境荷爾蒙」會對人體造成影響。這些案例中的先天性障礙病患，可能是在胎兒期就受到化學物質影響，而主要成因是經口攝取的有害化學物質。但如今，經由皮膚攝取的化學物質也可能導致先天性障礙。

筆者將這類經皮膚吸收引起的現象總稱為「經皮毒」。在日常生活用品中，有許多容易透過皮膚吸收的化學物質存在，會侵害我們的身體，甚至於遺害子孫。戴奧辛、鉛、水銀、合成界面活性劑等化學物質，確實會傷害人體健康。雖然說「個人健康必須由個人保護」是大原則，然而前提是必須擁有正確的知識。

在化學物質與化學產品充斥的現在，日常生活中不可避免地會接觸到化學物質。然而若能善加利用化學物質，並迴避有害的化學物質，就能朝健康生活更接近一步。如果讀者能為此閱讀本書並付諸實踐，筆者也感到萬幸！

Chapter 1

什麼是有害化學物質？

人體一旦吸收經皮毒，將更難被排出體外，
而從清晨到夜晚，你究竟吸收了多少經皮毒？

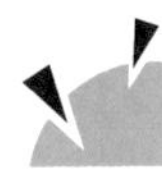

以石油為原料的「有害化學物質」

嬰兒得了先天性異位性皮膚炎，全身皮膚在剛出生時就是一片潰爛；二十來歲時被診斷為子宮內膜症，每當生理期都痛苦不堪；成為花粉症病患，每到春天都感到恐懼；近來年輕男性的精子數量聽說有減少的趨勢；自從對化妝品過敏之後，過敏反應越來越多，最後連穿上聚酯纖維製的衣服都會冒出溼疹……

石化產品——恐怖的真相

各位的親戚朋友中是否有人發生前述現象？這些年年增加的症狀，在半個世紀前卻是罕見的病例。原因不明的疾病日益增加，孩童體質也漸漸改變，其實這些問題都與某種物質有密切關係——也就是以石油為原料的化學合成物質為主，所生成的有害化學物質。

一九二〇年代，人們利用精製石油時產生的廢氣提煉出異丙醇之後，化學合成物質便開始滲透到世界各地。二次大戰更加快了研發速度，例如塑膠、合成橡膠、合成纖維、合成界面活性劑等，各種產品都開始採用從石油提煉出的化學合成物質，這些利用化學合成物質製造的產品就統稱為「石化產品」。

化學合成物質由於容易精製，因此適合大量生產與消費。這使得工業用品、日用品等紛紛轉型成石化產品。直到今天，新的化學物質陸續研發問世，石化產品範圍廣及食品、化妝品、清潔劑與農藥等多種領域，遍佈全世界。

化學合成物質研發問世，使得我們的生活非常方便，由於廉價且易使用，而且能用完即丟，許多日用品紛紛採用。到現在，沒有人能夠一整天不接觸石化產品。但是，人類智慧所創造的新產品，儘管讓生活更為豐富，卻也帶來無可預料的後果。

有害化學物質無所不在

在長達數百萬年的人類歷史中，化學合成物質佔有的時間不滿百年，卻急速地增加數量與種類，轉眼之間充斥在日常生活裡。然而直到一百年前為止，人類根本不知道什麼是化學合成物質。

人類與生物為了求生存，必須克服自然界的各種困難。要具有適應自然環境的生理功能，防止遭受事故或災害，並且繁衍子孫傳宗接代，才能在弱肉強食的世界裡存活下來，現存的所有生物，都是這樣取得求生本領的。

然而化學合成物質的興起，對於在自然界中求生的生物來說，是一件出乎意料的事。在轉眼之間，地球表面充斥了以往完全不存在的物質。這是生理程式裡不包含的東西，人類和其它地球上的生物，卻難以因應這個完全不同的狀況。更出乎意料的是，化學合成物質中，還包括了對生物有不良影響的有害化學物質。

有害化學物質已經無所不在。不但包含在食品與日用品中，有些已經被人們接觸、攝取到體內。更有甚者，透過焚化處理所產生的煙霧及農藥，在進入空氣後，又隨空氣沈降進入土壤，而土壤內的有害化學物質經雨水沖刷便進入河川與海洋，溶入海水之中。有害化學物質不僅充斥人類的身邊，如今更已經散播在地球上的任何地方。

化學合成物質開始氾濫的同時，原因不明的障礙病例也開始出現。有某些化學合成物質經動物實驗證明，確實會對人體產生不良影響。這項發現，也是本書最初表示，化學合成物質可能是障礙病例來源的理由之一。而這些有危險性的有害化學合成物質，又過於貼近我們的日常生活。

為了讓大家都能理解其危險性，我們將從某個家庭的清晨活動開始，驗證一下我們在日常生活中是如何接觸化學合成物質，以及其中隱藏了哪些危險。

從A先生家的清晨開始

《AM:0630》洗臉台前

A先生家的一天要從媽媽做早餐開始。媽媽在響亮的鬧鐘聲響中醒來，揉著還有睡意的眼睛走向洗臉台，拿起洗面乳洗臉。之後用化妝水、乳液簡單地撲臉後，再刷牙，走向廚房準備早餐；爸爸緊接在媽媽之後走向洗臉台。

爸爸面對鏡子，將刮鬍膏噴滿掌心，再仔細地塗在臉上。爸爸怕刮不乾淨，很細心地刮著鬍子，最後才用洗面乳洗臉。因為爸爸有齒槽膿漏的毛病，所以他用含鹽分的藥用牙膏細心地刷牙，刷完牙後再用漱口水。他接著把刮鬍水拍在臉頰和下顎，照鏡子檢查儀容，這時候他已經完全清醒了。最後爸爸用髮油整理髮型，完成每天早上都要做的例行梳洗。

真相 危險物質藏在哪？

光是起床洗臉這段時間，媽媽就要用到洗面乳、化妝水、乳液、牙膏；爸爸則要用到刮鬍膏、洗面乳、藥用牙膏、漱口水、刮鬍水、髮油等化學製品。各位讀者可知道，這些產品絕大多數都使用了提煉自石油的合成界面活性劑？合成界面活性劑是清潔劑的主要成分，不光是洗面乳，連刮鬍膏、牙膏、化妝水和乳液中都含有這種成分。

合成界面活性劑具有破壞皮膚表面細胞、讓其他化學物質容易滲透肌膚的作用。而且這些產品中除了合成界面活性劑之外，還包含了儲存料、香料、著色劑等有害的化學合成物質。在短短幾分鐘內，從皮膚入侵的化學物質只怕不下十餘種。每天起床時首先要做的洗臉動作，也有同時把危險化學物質往皮膚上塗抹，讓人覺得恐怖的一面。

《AM:0700》廚房

爸爸結束清晨的梳洗後，脫下睡衣換上襯衫，拿著報紙走向餐桌。今天早上的菜單是煎鯵魚、豆腐與海帶芽味噌湯、醃油菜，還有用微波爐重新加熱，昨晚沒吃完的蘿蔔滷雞肉及白飯。爸爸認為吃米飯比較不容易餓，所以早餐固定吃米飯。媽媽在煮味噌湯、煎魚的同時，還順便幫上幼稚園的弟弟裝便當。

這個印著卡通人物的小便當盒是塑膠做的。媽媽在裝便當時，用小片的鋁箔當菜餚間的間隔。便當裡裝的是撒了調味粉包的米飯、炸雞塊、綜合蔬菜炒香腸，另外用小番茄和綠花椰菜做裝飾。在便當剛完成，爸爸開始吃魚時，媽媽走向兒童房準備叫小孩起床。

真相 危險物質藏在哪？

幫爸爸做早餐、幫弟弟做便當，這個動作裡一樣潛藏著沾染化學物質的風險。味噌湯的味噌和豆腐、醃油菜可能使用了防腐劑。鰺魚含有大量DHA，有益於大腦活動，最近也因此受人注意。從健康觀點來看，這原本是值得推薦的好食品，可是因為近海水質的污染問題惡化，使得魚體內可能殘留戴奧辛或水銀等化學物質。滷菜裡用的蘿蔔是在遭農藥污染的土壤裡栽培的，農藥應該會殘留其中。至於雞肉，在養雞時可能使用混有化學合成物質的合成飼料，以及為了預防疾病而餵食的藥物。這盤滷菜經過微波爐重新加熱，加熱時上頭蓋的保鮮膜可能溶出有害化學物質，進入滷菜內部。

便當裡的蔬菜和雞肉同樣有混合農藥與合成飼料的風險。香腸使用了發色劑與防腐劑。而用來裝熱飯與菜餚的便當盒，部分塑膠成分可能溶解，進入飯菜裡面。鋁箔的原料鋁和阿茲海默症可能有關聯性，萬一不小心吃下肚子可不得了！

《AM:0715》洗臉台前

小學三年級的姊姊和五歲大的弟弟在兒童房內睡覺。媽媽叫醒兩人以後，帶著他們走向洗臉台。小孩們睡眼惺忪的面對鏡子，用香皂洗臉，並且刷牙。這時媽媽把穿過的衣物丟到一旁的洗衣機裡，加入合成洗衣粉，啟動洗衣機。在確認兩個小孩乖乖刷牙以後，媽媽回到廚房，開始做自己和小孩的早餐。

真相 危險物質藏在哪？

小孩洗臉用的香皂，是使用了合成界面活性劑的合成香皂。而小孩用的草莓口味兒童牙膏，其中使用的香料、人工甘味劑等用量比成人牙膏還多，有害性更高。

《AM:0730》餐桌前

小孩在洗臉振作精神之後，向爸爸道「早安」。弟弟想要和爸爸一起遊戲，不過爸爸沒有時間慢慢陪伴他，匆匆忙忙地穿上西裝準備出門。媽媽和孩子們在門口為爸爸送行後，回到了餐桌前。

這天三個人的早餐是麵包。姊姊幫弟弟的土司塗上乳瑪琳和橘子果醬。媽媽在廚房準備了三人份的培根蛋，以及馬鈴薯沙拉、綠花椰菜，吃花椰菜時，還沾上許多蛋黃醬。小孩把熱牛奶倒入自己專用的塑膠馬克杯裡，媽媽則是為自己泡了一杯即溶咖啡。用餐後，三個人一起吃切片的奇異果。

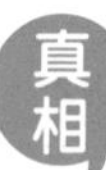

危險物質藏在哪？

拿麵包當正餐會讓人吃到充滿化學物質的食品。在麵包、橘子果醬、培根肉、蛋黃醬裡使用防腐劑等多種添加物，而蔬菜水果一樣有殘留農藥的可能性。乳瑪琳雖然是用植物油提煉，但為了避免氧化，會添加石油溶劑做高熱處理。而牛奶雖然是市售品，但有可能是從食用合成飼料的乳牛身上取得的。

孩童們使用的馬克杯是塑膠製品，用來裝熱牛奶等熱飲可能會使塑膠成分溶入飲料。照理來說，孩子們每天吃的早餐是越安全越好，可是菜單裡卻充滿了各種危險因素。

《AM:0800》洗餐具和洗衣

吃完早餐後，媽媽動作俐落的洗著餐具，在洗好餐具後，塗上護手霜，避免手部皮膚粗糙。她回到洗臉台旁，把衣物柔軟精加入洗衣機裡，之後才叫孩子準備上學。姊姊回到自己的房間，檢查是不是有東西忘記放進書包；在媽媽曬衣服時，弟弟拿出積木開始玩。

真相 危險物質藏在哪？

洗碗精和洗衣精都是以合成界面活性劑製作的「合成清潔劑」。洗碗精容易引起讓手部皮膚粗糙受損的問題，原因是合成界面活性劑破壞了手部皮膚的細胞膜。媽媽為了防止手部皮膚粗糙而使用護手霜，但護手霜會讓有害化學物質滲透體內，並沒有從根本解決造成手部粗糙的原因。

也許各位讀者認為，如果用洗衣機就不會接觸到洗衣粉了，其實有不少化學物質會殘留在衣物上。尤其使用衣物柔軟精時，會使毒性更強的合成界面活性劑殘存在衣物中。

《AM:0815》外出

姊姊的同學在門外叫喚，媽媽匆忙的走回房間叫姊姊，告訴她同學已經到了。姊姊穿起上衣、背上書包，打完招呼後很有精神的出門了。媽媽送姊姊出門上學後，要弟弟準備上幼稚園，自己回到臥室的梳妝台前開始化妝。

媽媽先塗上打底的化妝乳霜，再依序使用粉底、眼線、眉筆、腮紅、口紅……在及肩的長髮上噴灑髮膠後，用梳子稍微梳理過。早上的淡妝就到此結束，她對著鏡子稍作檢查。當她作好出門的準備，回頭找弟弟時，發現他還在玩積木。媽媽吼著要他把積木收拾好，把便當收到背包裡，帶著弟弟前往幼稚園。

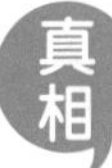

危險物質藏在哪？

關於出門前媽媽化妝的內容，讓人遺憾的是，目前市售的化妝品幾乎全是石油提煉的石化產品。除了合成界面活性劑，還添加了保濕劑、防腐劑、著色料、香料等多種化學物質。乳霜的罐子上雖然印著「採用天然成分配方」，不過某些產品的天然成分比例頂多只有百分之幾。

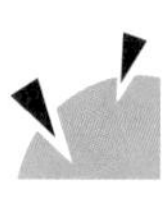

人體雖然有解毒功能……

光是從清晨的這段短時間內，人們就接觸到這麼多化學合成物質，一天內使用的石化產品量，恐怕會是好幾倍！而這些產品中都可能含有對人體造成影響的有害化學物質！

「一再重複使用」的危險

有害化學物質會隱藏在食物中，一同被我們吃下肚子；或者隱藏在清潔劑或化妝品內，塗抹在手上、臉上，隨之進入體內。每次使用這些物品時，進入體內的含量雖然不多，然而我們攝取的次數頻繁，甚至於每天一再重複。只怕一再重複的現象，才是有害化學物質對我們的健康造成不良影響的最大因素。

食物也含有有害物質！

不僅是石化製品，食物之中也包含有害物質。蔬菜、魚、肉本身原本就含有毒性。例如我們食用山芋泥時，嘴的四周會感到搔癢，就是山芋本身所含的毒素造成的。對於像人類這樣大型的動物來說，毒素頂多讓人感到嘴的四周搔癢而已，然而當山芋在地底下累積營養時，就是靠著這些毒素，使得小動物不敢接近攝食。同樣地，帶有辛辣或苦鹼等刺激性的食物，也是因為其中含有防衛外敵用的毒性。

經皮毒會在體內累積

人體具有解除這些食物毒性的解毒作用，一旦發現毒素隨營養一起進入胃腸裡，肝臟就會釋出代謝酵素，藉此分解毒素。經口攝取的石化製品中的有害物質，一樣會由肝臟進行代謝、分解。大多數的物質會在這種解毒作用下排出體外。不過有些物質無法完全代謝，會殘留在體內。

經由皮膚吸收的有害化學物質，其滲透途徑更加複雜。與經由胃腸吸收的物質不同的是，這些物質不會由肝臟代謝處理，而是直接在體內循環，排泄所需的時間更長。有不少物質最後停留在骨頭或器官，再也沒有離開人體。

這些殘留在體內的有害化學物質，也引發了百年以前不可能存在的各種疾病。

引發障礙的物質尚未確定

我們在日常生活中接觸大量的石化製品，將許多種有害化學物質吸收到體內。

在這些有害化學物質中，據說某些會引發皮膚障礙，有些被認為具有致癌性，又有一些被認定為環境荷爾蒙物質。根據推測，不同的物質會引發不同的障礙。而這些物質會從口腔或皮膚，甚至於隨呼吸一起進入人體；有些會停留在器官內，又有些會不斷在體內循環。因此，人們無法得知有害化學物質引發的障礙會在何時何地，以什麼樣的形式顯現。能明確判定引發障礙的原因物質的例子並不多見，往往是複合引發病症的案例較多。

過敏體質的成因仍然不明

由此可知，化學合成物質對人體的影響，至今有許多部分依舊無法解析。至於不明原因的先天性異位性皮膚炎，最有力的看法是嬰兒在母親體內就受有害化學物質影響。至於母親是受到何種有害物質的影響，目前依然難以探究。

引發過敏反應的物質，可以藉由醫學技術來解析。當身體產生過敏症狀時，則代表患者很有可能已經成為過敏體質。據說過敏體質的病因，是由於多種化學物質在體內的累積已經超出個人的容忍臨界點，然而真正的成因，依舊不容易探索。

可怕的環境荷爾蒙

總稱為「環境荷爾蒙」的物質，在進入體內後會影響荷爾蒙的分泌作用，威脅身體的調節功能，十分可怕。荷爾蒙的分泌非常微妙，即使進入體內的環境荷爾蒙數量不多，影響依舊難以估計。自從環境荷爾蒙被學界確認之後，至今只有二十幾年，被認定為環境荷爾蒙的物質也尚未全數研究完畢。至於這些物質有哪些作用、影響力有多大規模，也尚未解析。

在環境荷爾蒙中，焚燒垃圾時產生的戴奧辛，以及塑膠製品中含有的酚甲烷，會產生和女性荷爾蒙相同的作用。由於這些物質的作用與性荷爾蒙相同，一般認為可能引發生殖功能障礙。據說子宮內膜症的低齡化，以及男性精子數量減少等症狀，與環境荷爾蒙也脫不了關係。學界甚至懷疑，死產、早產等生產事故，以及畸形兒和腦障礙兒童增加，也可能是環境荷爾蒙引起。

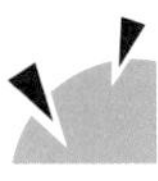

潛藏在身邊的有害化學物質

我們平日攝取的食物，以及每天使用的日用品，才是隱藏最多有害化學物質之處。雖然明知以石油製成的化學合成物質會對人體造成不良影響，然而由於原因物質及造成障礙的過程尚未解析確認，因此不違反安全法規，至今許多有害化學物質依舊受廠商採用。政府在這方面的相關措施，向來趕不上社會現狀。

缺乏自覺的使用習慣

A先生家的早餐，以及使用的日用品，並非什麼特別的東西，全是在一般超市買得到的物品。至於各位讀者，如果自身沒有任何症狀，想必也會毫不懷疑地繼續使用石化製品。或許各位會認為，既然大家都在使用，那應該沒有問題。然而，有害化學物質的影響，要等到某一天才會突然發作，尤其原本隱藏在日用品內、會透過皮膚吸收的化學物質，是在每天使用的情況下，少量、漸漸地累積在體內，花費漫長時間在體內循環的，因此，這類物質的特徵要長期之後才會產生症狀，而且患者缺乏自覺。

如果你有花粉症及皮膚病

如果各位有花粉症的症狀，或經常發生手部皮膚惡化的現象，可能是體內已累積大量有害化學物質，應特別留意。然而，就算沒有任何症狀，致癌物質也可能累積在器官裡，導致細胞癌化。此外，吸收在體內的環境荷爾蒙也有可能開始作亂。

懷孕婦女應特別小心日用品

懷孕期間的婦女在使用日用品時，應當格外留意。據說，有害化學物質會透過母親的胎盤進入胎兒體內。目前已知屬於環境荷爾蒙的戴奧辛，即會透過母乳進入嬰兒體內。也就是說，我們打從出生時就開始在體內累積化學物質，隨著世代交替，累積的量也越來越多。

廣告詞所掩蓋的傷害

中年人的累積量多過老年人；青年的累積量又多過中年人；而剛出生的嬰兒，體內累積的化學物質數量又多過青年人。如果化學物質的累積量繼續如此等比增加，人類的未來會是什麼樣的狀況？

生物會經年累月演化出適於環境的生理功能，然而在面對問世不滿一世紀的化學合成物質時，人類至今還沒有找到出路。人體若真要克服其有害性，不知道還要花費多少歲月，想必會是讓人聽了就頭暈的漫長時光吧。如果我們照現在這樣繼續使用化學合成物質、而且繼續研發新物質，恐怕我們的生理功能會來不及適應。

就像A先生家一樣，我們一直相信日用品是安全的，長期持續使用。政府沒有公開宣導其有害性，廠商也只管在電視廣告中高聲宣揚其中的便利性與安全性，毫不理會有害性。「不傷肌膚」、「滋潤」、「MILLD」、「美麗」、「creamy」，這些宣傳用語只表達了產品的某一面而已。

我們必須仔細研討勢將因使用日用品而惡化的局面。以下將一一驗證這些產品的有害性，重新審思隱藏在商業主義背後的真相。

Chapter 2

皮膚如何吸收經皮毒？

由皮膚吸收的化學物質，
會經由血管和淋巴液流入體內，
一部分則直接殘留、沉澱在皮下組織，
日積月累之下，將嚴重傷害我們的健康。

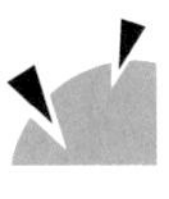

有害化學物質的入侵管道

我們的日常生活中，充斥著化學物質。當這些物質以某種形式進入人體並引發有害作用時，會被判定為有害化學物質。雖然並非所有化學物質都對人體有害，但在現代社會中，化學物質已過度氾濫，使我們毫無防備地暴露在許多危害之下。

注意！無法目測的化學物質吸收管道

有害物質會透過多種方法入侵人體。以往我們思索化學物質進入人體的吸收管道時，認為主要入侵途徑是經由口腔進入，由消化器官（胃、腸）吸收的「經口攝取」，以及經由呼吸被肺臟吸收的「吸入」。

「經口攝取」與「吸入」是主要途徑

大家都知道，如果我們誤食毒品，有可能因此喪命，或至少會傷害身體。我們也能理解吸入由卡車排放的黑煙會對身體有害。大家應該能輕易想像，有害物質透過經口攝取和吸入人體的狀況。任何人只要知道食物中含有害化學物質，就會不願意食用；同樣也會設法避免吸入含有害化學物質的空氣。

在我們的日常生活中，到處都是添加有害化學物質的食品，以及被有害化學物質污染的空氣，在不知不覺中攝取到體內的有害化學物質實在不計其數。這些物質無形中累積在體內，侵蝕著我們的健康，如今甚至可能威脅到人類的存亡。

基於這個現象，近年來食品添加物與農藥造成的食品污染、產業廢棄物，以及汽車廢氣造成的空氣、水源污染，成為無法忽視的社會問題。個人與國家、乃至於全世界，都在摸索尋求著解決策略。

「經皮攝取」和「黏膜入侵」常被忽視

可是，值得注意的化學物質吸收管道不只如此，另外還有直接接觸時從皮膚吸收的「經皮吸收」，以及從口腔等黏膜入侵的「黏膜吸收」等管道。雖說化學物質會經由皮膚吸收，但並非明顯可見的現象，由於無法目測，因此大家難以想像。

在這裡舉個簡單的例子。當我們擦治療蚊蟲咬的藥品時，藥效成分會受皮膚吸收而產生效果，皮膚不再發癢，紅腫也消失得比較快。這就是因為皮膚吸收了具有藥效的化學物質。

●日常生活中隱藏了許多經皮毒

廚房清潔劑、沐浴乳、洗髮精、潤髮乳、化妝水、潤滑油、牙膏……這些日常生活中使用的產品，與蚊蟲藥一樣是直接接觸皮膚的藥劑，有些甚至以全面塗抹的方式使用。其實這些日用品中，含有大量有害的化學物質。

●因每日重複使用而吸收毒性

也許有讀者認為，我們接觸清潔劑的時間短，又馬上以清水沖洗，應該沒什麼問題。可是，我們每天重複使用這些藥劑，即使接觸時間不長，依舊會一點一滴慢慢由皮膚吸收。更糟糕的是，大多數清潔劑等日用品中，又混合了有助於皮膚吸收的物質。

我們在日常生活中，會少量的經皮吸收有害化學物質。因此，筆者將「經由皮膚吸收具毒性的化學物質」，簡稱為「經皮毒」。經皮途徑與黏膜途徑是以往不受注意的吸收管道，然而近年漸有研究結果顯示，這些管道對人體造成的影響程度之深，與經口攝取和吸入相當，甚至在其之上。

我們身邊到處都是以石油製作的塑膠製品，理所當然地天天使用以石油為原料的化合清潔劑和化妝品。如果這些產品中的有害化學物質透過皮膚入侵身體……大家想想這是不是很恐怖？

揭露經皮毒的恐怖——地下鐵毒氣事件

十幾年前，東京發生了一件讓大眾深刻體會化學物質有多兇殘的事件，也就是曾經釀成社會問題，由歐姆真理教團引發的地下鐵毒氣事件。相信讀者們還記得，當時歐姆真理教團使用的兇器，是曾列為化學武器的化學物質沙林（甲氟磷酸異丙酯）。

我們日常接觸的化學物質濃度，通常以ppm（百萬分之一公克）、ppb（十億分之一公克）、ppt（一兆分之一公克）等單位標示。由此可知化學物質的基準單位有多細微。正因為份量細微，所以化學物質帶有「無法立刻顯現影響」的性質。相反地，當化學物質濃度高、毒性強烈時，馬上就會顯現出它的影響。在地下鐵毒氣事件中，劇毒的化學武器沙林，瞬間讓幾十個人成為犧牲者。這是讓人得知有害化學物質毒性之強烈的罕見實例。

二度被害——事件中的經皮毒現象

在地下鐵毒氣事件中，受害的還不僅是事件現場的人們，事後還衍生出二度被害的狀況——在事件發生幾天後，部分被害者家屬發生輕度目眩和痲痹等，類似沙林中毒的症狀。

這個現象是如何發生的？在案發的地下鐵車站裡，有許多人吸入散播在空氣裡的高濃度沙林，因此受到重創。而溶入空氣的高濃度沙林，還附著在現場被害人的身體，以及襯衫、外套、褲子、裙子等服裝上。這些附著的沙林就隨著被害人一起移動到自家與醫院裡。沙林的二度受害，應該是家屬或醫療人員在接觸到受污染的衣物後，因經皮吸收引發的中毒症狀。

在現實生活中，接觸這樣高濃度有害物質的機會十分稀少，所以世上少有明確可見的「經皮毒」被害案例。可是在日常生活中，我們的身體卻不斷暴露在化學物質的「經皮毒」之下。

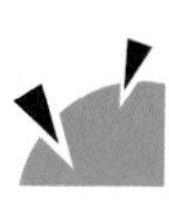

肝臟是有害物質的攔截器

經皮吸收的毒性之所以十分危險，就在於不易立即產生症狀的特性。一旦吸收之後，物質循環、殘留的方式與經口攝取不同，幾乎不受代謝作用影響，有不知不覺中累積污染的可能性。

經口攝取如何發生？

化學物質從口腔進入人體的經口攝取途徑，究竟是如何將物質攝入人體的呢？經口攝取途徑，例如食物、醫藥等，是將體外物質攝取到體內的最常見管道。而具有毒性的化學物質，多半混合在食物與醫藥中。

肝臟首當其衝

食物等固體進入口腔後，會在口腔內經過咀嚼，在胃腸中磨碎溶解，轉化成易於吸收的形態，最後由小腸內的纖毛細胞吸收，吸收取得的物質首先會被運輸到肝臟。

肝臟是利用多種代謝酵素，分解吸收物質（解毒）的器官。運輸到肝臟的化學物質，大部分會在肝臟內分解，剩餘的才會運輸到全身各處。其中部分物質會隨血液循環走遍體內，停留在某些器官內，在這些接收器官中發揮作用。如果吸收到有毒性的化學物質，會在這個階段才開始展現毒性。

經口攝取途徑是由肝臟發揮解毒作用，而這個攝取途徑的最大特徵，在於九〇%以上的毒性會遭到攔截，能進入血液循環的份量遠比消化器官吸收到的量少。由肝臟進行代謝、分解，避免化學物質直接進入血液的效果叫做「首渡效應」。醫藥在設定有效成分含量時，也事前計算過被首渡效應過濾的量。

天天食用，毒素累積在器官裡

肝臟利用多種酵素，為有害的異物與毒物解毒，藉此保護人體。因此當有害化學物質經口入侵時，肝臟能減少被害的程度。不過，即使份量不多，如果天天食用有害化學物質，血液循環中的化學物質依舊會慢慢累積在器官裡。

累積在體內的有害物質會對我們的身體造成各種影響，如果能不攝取當然最好不過。另外，器官功能不成熟的嬰幼兒、或者肝功能受損的人，由於無法利用肝臟進行代謝，必須格外留意經口攝取的化學物質。

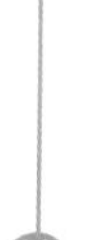

專欄❶經口攝取的機制

經口攝取進入體內的化學物質，會經由門靜脈進入肝臟，在這裡進行部分的代謝、分解後才進入血液循環。因此，血液循環中的化學物質份量，會比消化器官吸收到的量少了許多。這個現象叫做「首渡效應」。

為了治療目的所服用的藥品，也會受首渡效應影響，減低生物利用率。因此經口攝取的藥物，在調配時便會顧慮到首渡效應，以設定配方中的藥劑份量。由於首渡效應受肝臟的代謝功能影響，肝功能欠佳者的血液中化學物質濃度較高，有時會引起副作用。

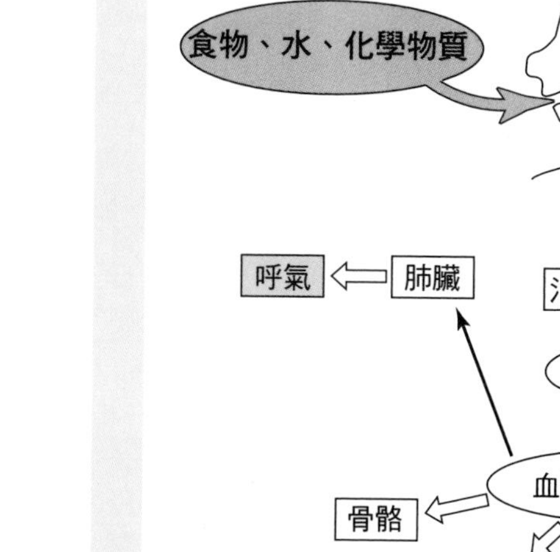

毒物經過呼吸道之後呢？

那麼，經由呼吸管道進入人體的毒物又是如何呢？與空氣一起由口腔或鼻腔進入人體的化學物質，會經由氣管進入肺部，由肺泡透過微血管吸收，散佈到全身。尤其脂溶性高的物質，更是容易吸收。

肺部吸收的化學物質，會直接由心臟送到體內的血液循環中，無法獲得肝臟的解毒效果，也不會有首渡效應，因此經由呼吸管道吸收的物質會直接進入血液。沙林等毒氣的存在可以證明，經呼吸管道吸收的毒物可能致命，十分危險。

小心空氣污染中的戴奧辛

人一旦被捲入劇毒氣體中，生命就有危險，而我們卻天天暴露在空氣污染的危機下，其中尤以戴奧辛的空氣污染最為可怕，成為重大社會問題。

戴奧辛產生於焚燒塑膠等合成物質，會直接散播在空氣中，而汽車的廢氣同樣含有戴奧辛。戴奧辛進入人體後會產生致癌性，同時也是威脅生物安全的環境荷爾蒙物質。

生活在焚化廠附近的人，以及居住在汽車廢氣多的都市裡，會吸收到更多的戴奧辛。對於居住在污染區的人來說，空氣污染物質是無法逃避的毒物，儘管濃度不高、不致送命，如果天天吸收、累積在體內，遲早會對人體產生重大影響。一考慮到肺部吸收的恐怖效果，就令人想儘早消滅空氣污染。

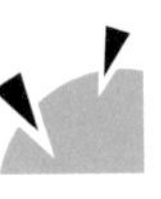

經皮吸收的濃度超乎想像

皮膚會維持生物的外在形狀，也具備遮蔽外因性物質（存在於環境裡的化學物質）的功能。既然這樣，為什麼化學物質還會透過皮膚吸收到體內呢？在這裡，我們要簡單驗證一下皮膚的結構。

經皮吸收的途徑

化學物質是如何從皮膚滲透人體的呢？讓我們來看看經皮吸收的途徑吧。從濕布和外用藥能發揮止痛效果來看，就可知道化學物質是會透過皮膚吸收的。長年以來，學界以為絕大多數經皮吸收物質是以氣體形態滲透人體，不過後來的研究發現，脂溶性化學物質會比親水性物質容易吸收。雖然實際效果會隨條件而異，不過經皮吸收進入人體的化學物質，大約是塗抹在皮膚上物質濃度的〇．五％。從這裡可以得知經皮吸收的濃度有多高。

皮膚的結構

據說人類的皮膚，在一個體重七十公斤的人身上約有一．八平方公尺，是身體組織中面積最大的。一公分見方的皮膚裡包括全長約九十二公分的血管、十二條神經纖維（全長三．六公尺）、十個毛囊、十五條皮脂腺、一百條汗腺，組織十分複雜。一如〈專欄2〉（042頁）所敘述，皮膚的結構可分為最外側的表皮、表皮內側的真皮和真皮下的皮下組織。表皮是展現皮膚特性的重要組織，由內至外分別是基層細胞層、有棘細胞層、顆粒層，以及直接與外界接觸的角質層（角質細胞）等四個層次。

真皮由膠原腺網形成，結合組織呈現著有規律的網狀結構。皮膚會具有彈性，也是真皮網狀結構造成的效果。

皮下組織中含有大量脂肪，是具有排水性的組織，細胞之間有膠原腺網，用以連結皮膚與其下的組織。皮下組織裡的脂肪，有時會累積由經皮吸收途徑進入人體的化學物質。

皮膚中有無數的汗腺與毛囊，不過這是為適應內部分泌作用而存在的組織，與物質的吸收幾乎沒有關聯。

皮膚是保護身體的護膜

皮膚本身會持續進行新陳代謝作用。表皮的基底層產生的皮膚細胞會漸漸平坦、往上層推擠轉變成角質層；而最外側的角質層會在幾天內變成污垢脫落。皮膚的新陳代謝循環速度又叫做「更新」，只要人在世一天，就會不斷重複更新的過程。以成人而言，基底層要成為角質層需要兩週左右的時間；至於嬰幼兒，循環所需的時間更短。嬰兒的皮膚會細緻光滑，也是因為更新的時間較短。

角質層的各種功效

在表皮的各層次中，最外側的角質層承擔著防衛外來刺激的護膜功效。角質層裡的水分只有二〇％左右，由十到十五層極為乾燥的細胞重疊組成。角質層表面由體內分泌的脂質包覆，具有防止外來異物入侵的基本護膜功能。另外，角質層細胞內含有其他細胞沒有的角質蛋白及神經醯胺脂質等成分，同樣可以防止外來異物入侵。

另外，角質層因具有累積水分與阻止隨水分入侵異物的功用，所以能阻擋其後異物的入侵。當異物隨水分一起進入時，角質層會吸收水分並膨脹，據說膨脹到最

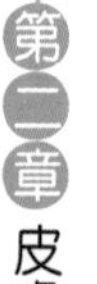

大時，厚度會增加到原本的六倍。

當新陳代謝把顆粒層上推到角質層時，異物也會被推到皮膚的最表面並脫落。這項新陳代謝的作用，也是角質層的護膜功能中最重要的部分。

皮膚護膜的多數功能，是由角質層的多種性質、功能所建立的，每個功能的機制雖然單純，但也因此發揮作用，藉以形成強力屏障，阻擋外來刺激、保護身體。

然而，皮膚護膜依舊無法完全阻止外來的異物。雖然會隨條件而異，不過一般來說，皮膚接觸的物質約有〇．五％會滲透到皮膚內部。穿透角質層的物質，可能滲透到細胞內部，並順著相鄰的細胞逐次入侵，也可能直接從細胞的縫隙滲透體內。

化學物質會殘留在皮下組織

由皮膚吸收的物質，會經由血管或淋巴管流入體內；不過，一部份的物質會直接殘留在皮下組織。學界曾利用濕布藥中的鄰羥基苯甲酸外用實驗，證明了上述的說法。鄰羥基苯甲酸經注射方式直接進入血液後，會在二十四小時內全部由尿液排出體外。相對的，以塗抹在皮膚表面方式攝入的鄰羥基苯甲酸，會分成數天由尿液排出體外，一部份由皮下組織儲藏，之後才從皮下組織移動到血液。而殘留在體內的鄰羥基苯甲酸，必須要花費很長時間，才會漸漸排出體外。

專欄❷皮膚的機制

如下圖所示，皮膚分成表皮與真皮，以及其下的皮下組織。表皮的最上層叫做角質層。

一般而言，基底細胞層會重複細胞分裂的過程，不斷往上層隆起。在過程中，越往上層發展，細胞就越扁平。到達最上層時，細胞核已經消失，成為角質蛋白質的集合體，這個層次就叫角質層。舊的角質層脫落，會有新的角質層上來遞補，這個循環就是新陳代謝。

真皮、皮下組織主要由「膠原腺網」形成，皮下組織中含大量脂肪，具有排水性，同時也有讓皮膚與體內組織之間分層且彈性結合的功效。

皮膚的基本結構

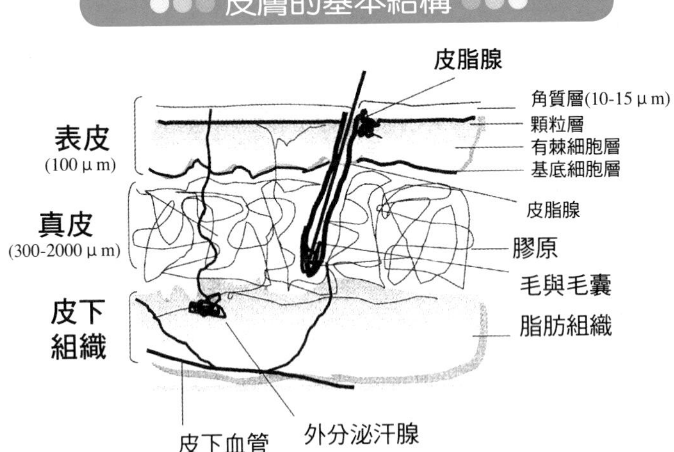

經皮毒想必也是長期停滯在皮下組織，日後才漸漸排出體外。而與其他吸收途徑相較，經皮毒攝入物質的代謝時間長，更是必須注意的重大問題。

我們在日常生活中接觸許多化學合成物質，尤其清潔劑和化妝品幾乎是天天使用。這些化學物質一旦經皮吸收，其中一部分會殘留在皮下組織，到了第二天，我們又會吸收新的化學物質；化學物質就這樣在皮下組織中殘留、沈澱，殘留的量一天比一天增加。

日積月累的極度危險

有害化學物質對人體產生的影響，要到體內累積量至一定程度才會浮現；而每天使用的日用品一再將有害物質殘留在體內，總有一天累積量會達到侵蝕健康的程度。在皮下組織裡不知不覺地累積傷害，是經皮毒的重要特性。

隨著有害化學物質的不斷殘留累積，我們的身體也一步步接近危險狀態。大量生產的日用品中，包含了超出我們想像的有毒化學物質。僅有少數人會對此產生過度反應，大體上來說，經皮吸收不會有刺激感或痛苦，也幾乎沒有自覺症狀，人們是在無自覺的情況下遭受毒性侵害。

透過皮膚吸收的經皮毒，儘管每次吸收的量極為稀少，卻會日積月累形成龐大份量，對人體造成的影響也比經口攝取的有害物質強烈。

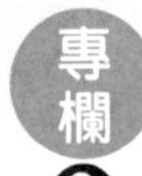

專欄3 經皮吸收的機制

經皮吸收的化學物質，會以「直接穿透角質層細胞」，以及「從細胞間縫隙穿透」兩種方法滲透角質層，最後到達基底細胞層。物質從基底細胞層轉移到皮下組織後，部分會儲存在皮下組織，部分會從皮下組織裡的血液、淋巴液中進入人體循環。在體內循環的化學物質，部分會累積在骨骼組織、脂肪組織及各器官；另一部分會經由汗水、唾液，或由腎臟以尿液形態、由肝腸循環以糞便形態，排出體外。

經皮吸收的物質不一定受肝臟的首渡效應影響。有害物質會在不經代謝、分解的狀態下在體內循環，排泄所需時間較長。在吸收物質十天後，經口吸收的物質有九〇%會排出體外，經皮吸收的只有一〇%左右被排除。

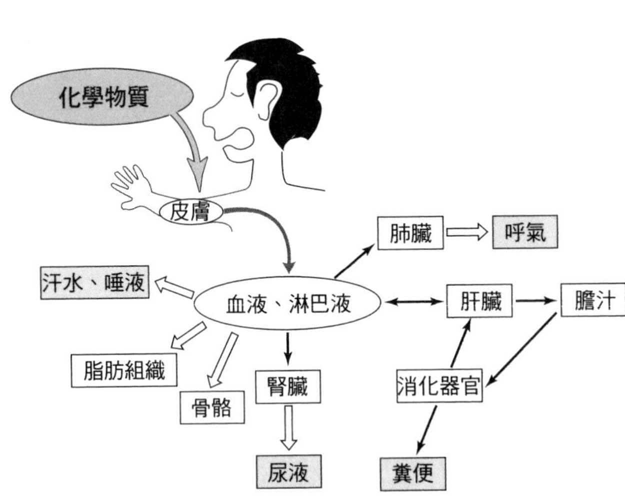

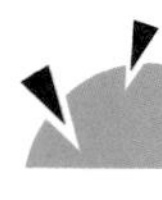

容易吸收「經皮毒」的條件

化學物質也並非在任何時候、任何地方都會同樣遭皮膚吸收。物質有容易穿透皮膚與不容易穿透皮膚的條件存在。

化學物質穿透皮膚的條件

分子大小的篩選

物質入侵皮膚護膜的條件，在於細胞膜的分子量（每個分子的大小）篩選。世上所有的物質，都是由結構複雜的分子所構成。分子沒有一定的大小，實際大小要看形成分子的物質而定。皮膚細胞膜具有阻擋大分子量的物質，使其不接觸皮膚細胞的特性。這也間接形成防禦異物入侵的護膜功能。

比方說牛乳裡的蛋白質分子體積較大，因此無法穿越皮膚護膜。然而，日用品中以石油為原料的有害化學物質往往分子體積非常小，因此一旦攝取之後，其分子能輕易穿透細胞膜與細胞之間的縫隙。

是否為脂溶性物質

另外，在吸收條件之中，物質具有脂溶性（易於溶解在脂質裡的特性）與否，影響也相當大。不僅是皮膚細胞，形成細胞的細胞膜是由磷脂質等脂質所形成，這使得細胞能抵抗水分入侵，卻容易吸收脂溶性物質，而致使脂溶性物質能穿透細胞膜進入細胞本身，或者穿越細胞間的縫隙，入侵到皮膚內側。

在這種時候，細胞膜會因為某種脂質影響，變成容易滲透的狀況。脂溶性物質一旦接觸皮膚，會與形成細胞膜的脂質融合，與細胞膜成為一體，細胞因此遭到破壞，使物質在毫無抵抗的狀況下直接滲透到皮膚內側。在這種情況下，細胞膜遭受破壞，細胞也會因此死亡。

理所當然的，這種滲透作用成為將物質送入體內吸收的條件。也就是說，某種脂質能成為運送各種物質到體內的「搬運工」。對於軟膏或化妝品等產品來說，能否有效率地將目的成分送入體內吸收，與產品的效果大有關聯。因此，「搬運工」的研發成為研究的重點。

乳液、面霜裡的「丙二醇」

在物質的傳輸媒介中，最常使用的化學物質是丙二醇（有人標示為ＰＧ）。這種物質的害處較少，又具備有效的滲透效果，因此獲得許多產品採用。不過，害處較少不等於無害。尤其它會使其他有害物質一同滲透，使得ＰＧ稱不上安全物質。請各位回頭看看乳液或面霜的成分表，相信每一件商品上都標示著這項成分名稱。

物質的量與濃度

除了分子量與脂溶性等條件以外，化學物質的量與濃度也會影響吸收量。研究結果指出，化學物質在超過特定數量後，會停止產生滲透效果。而濃度條件則要看物質的特性而定，並非濃度越高吸收量就一定越多。

其他影響經皮吸收的條件，還有物質的化學結構、溶解性、電離狀態、酸鹼值等。隨著物質的性質不同，這些條件會造成許多影響，不過若要深入研討，會使得討論更形複雜，也需要專業的化學知識。總而言之，經皮吸收的問題與每樣物質的性質有所關聯，不能一視同仁看待。

受傷的皮膚容易吸收有害物質

皮膚溫度高時

物質的吸收率，與皮膚的狀態又大有關聯。比如皮膚的溫度越高，化學物質就越容易進入。據說當皮膚溫度從十度上升到三十七度時，吸收能力會成長為十倍左右。另外，會使皮膚溫度上升的洗澡時段，也是讓經皮吸收更加熱絡的時段，而偏偏洗澡的時候，我們有大量接觸沐浴乳、洗髮精、潤絲精、護髮素、沐浴劑等化合產品的機會。

皮膚受傷或生病時

如果皮膚受傷或生病，有害化學物質會較易入侵。這是因為受傷或生病皮膚的角質層已經遭到破壞，皮膚沒有發揮護膜功能，使得化學物質能輕易進入。在皮膚粗糙受損時，也是化學物質容易入侵的狀態，此時塗抹含有毒化學物質成分的乳液或化妝水，等於自己親手提高了吸收經皮毒的危險性。

化學物質可能破壞護膜功能

化學物質也可能塑造出吸收率更高的皮膚狀態。多數家用清潔劑使用的合成界面活性劑會妨礙角質護膜的效果，形成容易使化學物質進入的狀態。

有許多產品使用硫酸月桂酯鈉作為合成界面活性劑，主要是為了促進起泡，可是這種物質一旦接觸皮膚，會破壞角質細胞的細胞膜，細胞膜一旦遭到破壞，細胞也就宣告死亡，無法發揮皮膚護膜的功能。

如此一來，便促成了提高經皮毒吸收率的條件。皮膚的角質層遭到破壞後，除了硫酸月桂酯鈉之外，原本不易進入體內的有害化學物質也容易入侵體內，使得皮膚形成容易吸收經皮毒的狀態。

日常中使用的化合產品，是由許多種化學物質混合製成的。其中有許多就和傳輸媒介丙二醇、角質破壞劑硫酸月桂酯鈉一樣，具有協助化學物質入侵的效果。也就是說，光以成分表為基準，討論個別化學物質的毒性、作用，還不足以分析經皮毒的影響力。我們必須思考化學物質間的交互作用，藉以評估產品造成的傷害。

嬰兒的皮膚最容易吸收經皮毒

經皮毒的吸收率高低，不僅受使用的條件影響，也與身體的結構有關。不但個人之間有差距，同一個人的皮膚也會隨身體部位不同而改變吸收率。不同部位的角質層護膜厚度不同，對化學物質的吸收程度也就各有差異；當然，角質層越薄，化學物質就越容易入侵，相反地，角質層厚，就不容易受損。具體來說，常與外界接觸的手、腳，角質層的厚度約為〇．四～〇．六釐米。而同樣經常接觸外界的臉部角質層，卻只有〇．一釐米左右。至於眼瞼、耳朵後方、生殖器周邊的厚度就更低了（參照053頁〈專欄4〉）。

口腔黏膜極易吸收牙膏的化學物質

此外，雖然嚴格說來不算是皮膚，但口腔與肛門等由黏膜覆蓋的部位由於沒有角質層，因此沒有皮膚護膜效果，想必大家從「拴劑具有速效性」這點，就可推測。也就是說，以黏膜覆蓋的口腔內天天會接觸的牙膏，是容易經皮吸收的產品。讓人遺憾的是，市售的絕大多數牙膏均採用有害的化學物質。

不同年齡有不同的經皮吸收率

研究結果又指出，各種年齡層的經皮吸收率也不同。根據以類固醇為主的吸收率實驗結果指出，與成年人相較，幼兒的吸收率與副作用較高；而老年人的狀況不像成年人，反而較接近兒童。由此可知化學物質對幼兒與老人的穿透性較高。

從各年齡層比較調查中可知，嬰兒的皮膚最應當提防經皮吸收問題。因為嬰兒的皮膚角質層尚未發育完畢，無法有效發揮護膜功能，很可能在毫無防備的狀況下，受到有害化學物質侵襲。而且嬰兒的內臟器官也尚未發育完畢，無法對入侵體內的毒素發揮全面的排泄功能。我們應該儘可能避免有害物質入侵嬰兒體內。

由於經皮吸收不會造成即時反應，目前市售的嬰兒用品依舊在使用危險成分。「不傷嬰兒肌膚」的廣告詞往往只代表使用時的感覺，不代表一定可以信任。有許多意見指出，由於自小暴露在有害物質之下，現代兒童的過敏與異位性皮膚炎發生率，也跟著攀升。

經皮毒小常識

「產湯」會傷害嬰兒肌膚？

也有人認為，「產湯」（新生兒第一次洗澡使用的水）會傷害嬰兒的皮膚——所謂「產湯」是日本的傳統習俗，也可說是為新生兒舉辦的傳統儀式與風俗習慣。產湯能清潔新生兒的身體，促進血液循環，這是觀察新生兒的機會，讓家人能做好迎接新成員的精神準備。

不過，最近的小兒科學會卻指出產湯習俗的弊害。目前學界推薦的，是在一九七四年由美國小兒科學會建議的乾式清潔法。這種清潔法使用乾燥的棉花，擦拭嬰兒臉部、頭部沾染的血液，以及肛門周圍的污垢。學界認為這可以將產湯對新生兒皮膚造成的影響減至最低。

產湯有降低新生兒體溫、傷害皮膚的風險。此外，我們的真正目的是儘可能減少新生兒與有害物質的接觸，避免受到不良影響，所以重要的是：不管採用產湯或乾式清潔法，務必要避免沐浴劑或殺菌清潔劑等化學物質的接觸。

專欄④人體各部位吸收量的差異

學界利用氫化皮質酮（hydrocortisone）測量正常皮膚在各個部位的經皮吸收效率，結果證明不同部位的確有吸收效率的差距。吸收量以毛髮多的部位較多，腳跟等角質層厚的部位較少。

如圖所示，與手臂內側的皮膚相較，頭髮部位為三．五倍。而觀測結果發現，有許多皮膚附屬器官（汗腺、毛囊、皮脂腺、汗腺）的額頭為六倍。腳跟部位的吸收量則只有七分之一。

由此可知，角質層厚度不同的部位，吸收量也會產生差異。這代表角質層對經皮吸收會產生皮膚護膜效果。此外，因受傷或皮膚病使角質層受損時，經皮吸收量就會增加。

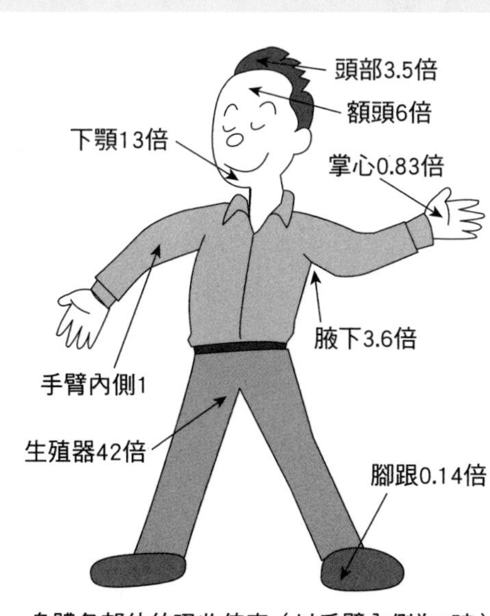

身體各部位的吸收倍率（以手臂內側為1時）

「經皮毒」極易累積

化學物質從表皮往真皮運輸的過程，由於完全不需要能量，因此在專業上被稱為「被動運輸」或「擴散」。這也表示物質一旦穿越表皮，之後的移動就相當容易了。

經皮毒如何在體內運輸？

穿透表皮的物質，大多數會滲透到密佈在真皮裡的微血管與淋巴管。進入微血管的化學物質，會在血液循環中，一邊蒐集全身的老化物質，一邊在前往肝臟、心臟的靜脈裡匯流。進入靜脈的化學物質，大多數與經口攝取的物質相同，會在肝臟內被酵素代謝解毒，之後經由呼氣、尿液與糞便等排出體外。這項過程需要數小時到數天不等。

在淋巴管內巡迴的化學物質

另一方面，流入淋巴管的化學物質，會隨著淋巴液在體內循環。淋巴液會不時匯流到血管中，藉由遍佈全身的淋巴節而流動。與通過肝臟的血液不同，淋巴管的巡迴途徑中沒有代謝（解毒）機構。也就是說，流入淋巴液的化學物質，會維持進入人體時的狀況，有毒性的物質就在有毒狀態下，繼續在體內循環。

在淋巴管內巡迴全身的化學物質，一旦遇到細胞組織特性與其相符的器官，就會停留下來。所謂相符與否，全看細胞組織的親和性而定，亦即化學物質會停留在令其滿意的細胞組織內。由於物質不會遭代謝排除，所以隨著時間過去，累積量會不斷增加；如果化學物質有害，會在超過一定累積量時，開始發揮毒性，使得累積物質的器官受害。

直接由真皮吸收的毒素

另外，有些物質不進入血液或淋巴管，而是直接由真皮細胞吸收，再漸漸往鄰接的細胞滲透。比方說吸收到會溶解細胞膜的物質時，就是如此。這個現象與癌細胞逐漸侵蝕鄰近細胞，將其轉換成癌組織的過程很相似。由於物質具有脂溶性，因此容易滲透到皮下脂肪，處於這種狀況下的化學物質同樣不受體內代謝作用影響，而被入侵的皮膚與脂肪組織，會在毒性攻擊下持續遭受各種傷害。

如上所述，經皮毒會以不同於經口攝取的管道入侵，停滯在全身的器官或皮下組織裡。由於不受到首渡效應的影響，有害化學物質會保持毒性，逐漸累積；而且物質會穿越幾種複雜的途徑，在體內巡迴的期間也較長久。儘管攝取的份量低微，但只要每天持續吸收，總有一天累積量會突破臨界點，這才是經皮毒最為可怕的一面。

經皮毒的傷害至今尚未全面解析確認。這是因為經皮吸收行經的管道複雜，而且殘留、累積需要相當長的時間，有些物質因性質影響，要累積數十年才會造成障礙。然而，比起經口攝取或吸入的有害化學物質，這種日積月累的經皮毒，對我們的傷害更是加倍嚴重。

專欄❺影響經皮吸收的各種因素

因素	影響
分子量（分子的大小）	隨化學物質的分子量不同，穿透皮膚的速度也不一樣。一般來說，分子量越小的物質越容易穿透。
接觸量	皮膚表面接觸的量越多，吸收速度就越快。但根據報告指出，達到一定量之後速度就不再增加。
濃度	化學物質的濃度越高，吸收量就越多。
化學特性	化學物質的特性也會對吸收量產生影響。有無脂溶性與否、酸鹼值、電離狀態、化學結構等都會影響經皮吸收量。
接觸的部位	根據報告指出，角質層厚的部位吸收量低，角質層薄的部位容易經皮吸收。
皮膚溫度	皮膚溫度上升，可以增加化學物質的穿透性。
加齡現象	幼兒的皮膚穿透性較成年人高，副作用也較為明顯。進入老年後穿透性又會再度增加。
角質層的水分	角質層的含水量越高，吸收量也就越增加。
損傷、病變皮膚	皮膚受傷，或患有疾病時，因角質層無法發揮護膜功效，進而提升了穿透性。
化學處理	合成界面活性劑及丙二醇等化學物質會促進經皮吸收。
環境影響	外在溫度、溼度、接觸條件等也會造成影響。

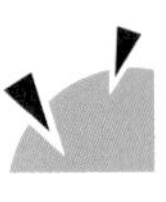

合成界面活性劑的多種害處

透過經皮吸收管道進入體內的化學物質，會實際產生什麼樣的危險性呢？接著我們就要來驗證日用品中經常使用的化學物質。

合成界面活性劑不易分解

在日用品使用的化學物質中，有害性最遭人指責的，應該就是家用清潔劑中的合成界面活性劑了。界面活性劑具有親水及溶於油脂的性質，原本清潔劑就是利用界面活性劑的作用來除垢，並且有防止污垢再度附著的洗滌效果。

人類長年採用的天然界面活性劑，只有「脂肪酸鈉」與「脂肪酸鉀」兩種，而後為了能廉價供應及適於量產等目的，廠商研發了以石油為原料的合成界面活性劑。天然的界面活性劑容易自然分解；相形之下，合成界面活性劑在清水沖洗之後依舊不易分解，會保持原樣流入自然界。

目前常用於家用清潔劑的合成界面活性劑，有烷基硫酸鹽（標記為AS）、直鏈烷基苯磺酸鹽（標記為LAS）、AES、AOS、α-SF、AE、APE等。至於合成界面活性劑的創始者烷基苯磺酸鹽（標記為ABS），以往雖然受許多產品採用，不過由於自然分解性低，目前幾乎沒有廠商使用。

合成界面活性劑的名稱長，稱呼、標記法也各不相同。不過「烷基」、「十二烷基」是界面活性劑常用的名稱，而如果出現「苯基」、「石碳酸」等單字，就可得知這是以石油為原料的合成界面活性劑。

除了用於清潔劑之外，化妝品、牙膏、洗髮精、潤絲精、濕紙巾等也含有合成界面活性劑。

合成界面活性劑引發的症狀

皮膚障礙

●進行性指掌角皮症

之前我們曾介紹過硫酸月桂酯鈉引發的障礙——界面活性劑具有去除皮膚油脂、破壞細胞膜的作用，因此皮膚護膜會無法發揮功能，使化學物質直接滲透到皮膚內部。皮膚會因此失去抵抗力，導致皮膚粗糙、細菌感染、過敏等症狀，其中最常見的皮膚障礙，稱為「進行性指掌角皮症」，手部會產生皸裂的症狀，民間俗稱為「主婦溼疹」（富貴手）。這是因為皮脂膜脫落、角質層乾燥，使得皮膚表面產生帶有疼痛的皸裂。

●頭皮問題

頭皮癢、頭皮屑、掉髮、結痂等，也是合成界面活性劑造成的皮膚障礙。此外，尿布溼疹也可能是因為洗衣精或衣物柔軟精殘留在尿布上。

比起肛門等有縐褶的部位，尿布溼疹往往發生在直接接觸尿布的地方，就可以做為佐證，由於新生兒的皮膚護膜尚未成熟，對有害物質的反應也較快。由此可知，洗過的衣物上還會殘留合成界面活性劑，請大家要記得，洗過的衣物也可能引發經皮毒障礙。

●異位性皮膚炎

另外有人表示，異位性皮膚炎也是因為皮脂膜一再遭到破壞所導致。皮膚會產生這些障礙，代表累積在皮下組織的有害物質已經突破臨界點。會破壞細胞膜的合成界面活性劑提升了經皮吸收率，引進其他有害物質，也使得障礙提前產生。又有相反的報告指出，一旦停止使用合成清潔劑，皮膚障礙症狀也跟著消除了。

致癌性

有學者指出，合成界面活性劑入侵皮下組織，長期保持殘留狀態，有引發皮膚癌的風險。以田鼠進行實驗結果發現，如果同時投以合成界面活性劑與致癌物質，會使田鼠的癌症發病率暴增。

由此可以推論，致癌物質在合成界面活性劑的幫助之下，會順著淋巴管移動，最後在器官與組織產生癌症症狀。

溶血作用

能夠破壞細胞膜的合成界面活性劑，在流入血液之後同樣會破壞紅血球的細胞膜，稱為溶血現象，細胞膜遭到破壞後，紅血球內的物質會外流。紅血球中含有在運輸氧氣時能發揮作用的血紅蛋白，一旦發生溶血現象，則氧氣無法充分運輸到全身器官，器官將無法完全發揮功能，會導致貧血症狀。

肝功能障礙

進入體內的部分合成界面活性劑，會經過由血管通往肝臟的代謝途徑。在這時候，因為合成界面活性劑會破壞細胞的特性，即有破壞肝臟細胞、引發肝功能障礙的風險。

某些合成界面活性劑具有改變蛋白質結構、使蛋白質產生變性作用的效果。這類合成界面活性劑一旦遭人體吸收，就會使酵素蛋白質產生變性，人體無法藉由酵素進行物質代謝，身體健康也因此產生問題。

比方說，假使消化酵素無法發揮功用，則無法順利分解食物裡包含的碳水化合物、脂質、蛋白質等，使養分無法吸收到體內，進而會引起營養失調、生理功能不全，造成生命危險。

生殖障礙

使用合成界面活性劑時，還有一項值得特別注意，就是會威脅到種族的存續。保險套大多採用合成界面活性劑，具有殺精作用。合成界面活性劑與近年流行的無精子症等不孕症的相關性雖尚未得到證實，不過各位最好記得其具有殺精作用。

此外，合成界面活性劑與畸形兒可能也有關聯。胎兒受有害化學物質影響的程度，遠高於新生兒，入侵母體的化學物質會在毫無遮蔽的狀況下，直接入侵胎兒體內。在懷孕前三個月的器官形成期間，為了避免產出畸形兒的風險，必須留意不讓母體受經皮毒的侵害。

環境荷爾蒙

這個問題不僅針對合成界面活性劑，還包括所有的化學物質。有某些物質一旦進入身體後，會轉化為環境荷爾蒙殘留在體內。

●合成界面活性劑中的環境荷爾蒙

在合成界面活性劑中，壬基苯酚、壬基苯酚聚乙氧基醇等物質，已經被認定為環境荷爾蒙。近來，環境荷爾蒙已經成為新的社會問題，這個名詞源自於該類化學物質會產生與生物荷爾蒙類似的作用。環境荷爾蒙會打亂生物的荷爾蒙均衡，對人與野生動物的健康帶來嚴重的障礙。

●環境荷爾蒙對人類與生態的危害

某些環境荷爾蒙的作用類似女性荷爾蒙雌激素，已經破壞了生態體系。流入河川與海洋的環境荷爾蒙，儼然已是重大的環保問題。

環境荷爾蒙會在棲息水中的動物體內累積，最後透過食物鏈影響，使水中生物產生畸形與受精率降低等問題。有報告指出，因環境荷爾蒙的影響，多摩川的鯉魚中，雄性鯉魚的數量已經銳減。

同樣的問題也會發生在人類身上。學界主流意見認為，無精子症與畸形兒等問題，應該是環境荷爾蒙造成的。近年在年輕女性之間，子宮肌瘤與子宮內膜症的案例增加，也可能是某些作用類似雌激素的環境荷爾蒙所引發。簡單來說，月經週期與生產的機制，是由化學物質帶來的類雌激素作用所打亂。

合成界面活性劑本身雖然不會產生環境荷爾蒙作用，但會幫助化學物質入侵，因此很有可能引發環境荷爾蒙造成的障礙。雖然目前尚未得到科學證明，不過有些苦於婦女病和生理痛的患者，在更換平日使用的清潔劑之後，症狀即得到改善。

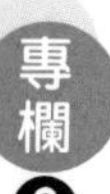

專欄 ❻ 應留心的有害化學物質1——合成界面活性劑

日用品廠商為了達成洗滌目的，會調配複數的合成界面活性劑。一種合成界面活性劑可能有數種名稱或標示方法，而化學結構相似的界面活性劑產生的效果相同，常被視為同種產物，光從物質的名稱可能難以辨別。以下討論的內容，則以日用品常用的物質為主。

合成界面活性劑可以分類為陰離子系、陽離子系、非離子系、雙性離子系等四大類。

陰離子系

清潔能力最佳，用於調配洗衣、廚房、洗髮、衛浴等用途之產品。

● **烷基苯磺酸鹽（直鏈型）LAS**

以石油為原料的代表性界面活性劑，多用於洗衣精等產品。毒性強烈，有造成皮膚障礙的危險性。

● **烷基硫酸酯鹽AS**（烷基硫酸鹽、十二烷基硫酸鈉、SLS、月桂醇聚醚硫酸酯鈉鹽、月桂醇硫酸鈉）

廣泛使用於洗髮精、牙膏、洗面乳、化妝品等日用品。有引發皮膚障礙及過敏等可能性。

●烷基硫酸酯鹽AES（聚氧乙二醇烷基硫酸酯鹽、聚氧乙二醇十二烷基硫酸酯鹽）

用於洗髮精、牙膏、洗面乳、面霜等產品。雖然刺激性少，但會除去脂肪使皮膚乾燥，可能成為皮膚皸裂的原因。

●高級脂肪酸氨基苯磺酸苯酯鹽α-SF（α氨基脂酸酯鹽）

主要以椰子油為原料的界面活性劑。據說刺激性少，自然分解性高。

陽離子系

清潔力雖然低，但具有殺菌、柔軟、防止靜電等作用，也有引發皮膚障礙及黏膜障礙的可能性。殺菌作用會使淨水槽及環境中的微生物死亡，有改變生態系統的危險性。

●烷基甲基氯化銨（十六醇甲基氯化銨、十八醇甲基氯化銨）

●烷基三甲基氯化銨（十六烷基三甲基氯化銨、十八酸基三甲基氯化銨）

●二烷基二甲基氯化銨

●十二烷肉胺酸鈉（十二烷肉胺酸鹽）

非離子系

清潔能力不高，但氣泡作用、乳化作用和可溶性作用強。

●**聚氧乙烯單脂肪酸酯（聚乙二醇）**

多用於面霜、潤滑油、口紅等化妝品當保濕劑。食用後有引發肝臟、腎臟功能障礙、致癌等可能性。

●**聚氧乙烯烷基醚（棕櫚酸醇、硬脂酸醇、鯨蠟酸醇、月桂醇、AE）**

洗髮精、乳液、面霜、護手霜等產品經常使用，作為保濕劑、乳化劑。自然分解性佳，近年用量有增加的趨勢。

雙性離子系

氣泡作用強，常用於清潔媒介。

●**脂肪酸烷基胺鹽**：有殺菌作用。

●**烷基甜菜鹼**：有殺菌作用。

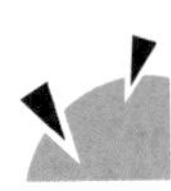

具保濕效果的危險化學物質

具有保溼、乳化效果的化學物質，會受各種日用品採用。保溼、乳化作用能維持產品的形狀穩定，另外有提升使用感的功能。

化學物質的搬運工——丙二醇

丙二醇（標記為PG）被視為保濕劑與乳化劑，廣泛使用於日用品中。該物質的特徵在於界面活性作用以及低分子量，易於穿透角質層，滲透皮膚細胞。丙二醇能協助其他物質滲透，發揮傳遞媒介功能，因此廣受追求速效性的外用醫藥、化妝水、乳液等採用。由於保溼效果與使用感佳，因此洗髮精、潤絲精、香皂、牙膏等產品也多半含有丙二醇。

只不過，能夠協助滲透，也代表有害化學物質容易侵入體內，協助不易吸收的化學物質入侵人體為害。讓人驚訝的是，用來幫嬰兒擦屁股的紙巾中竟然使用了丙二醇，這讓角質層尚未發育完善的嬰兒皮膚飽受威脅，是十分危險的現象。

在過去，丙二醇被視為有害性低、比較安全的物質，使得許多產品樂於採用，但不表示它毫無害處。有些人會對丙二醇產生過敏反應，而丙二醇又會阻止黴菌的成長與酵母發酵，也有引起染色體異常的可能性。據說若過量攝取丙二醇，有可能造成紅血球減少，以及內臟、腦部障礙。

在工業產品中，也會使用具有毒性，而且能運輸其他有毒物質的丙二醇。我們自然要避免天天使用這類產品。

二乙醇胺

二乙醇胺用於溶劑、乳化劑、溼潤劑等用途（標記為DEA），目前有清潔霜、潤滑油、粉底、眼影、髮膠、睫毛膏、洗髮精等產品採用。二乙醇胺容易經皮吸收，會刺激眼睛、皮膚、黏膜。據說二乙醇胺會使皮膚炎、花粉症、哮喘、過敏等症狀惡化，另外也有理論指出它可能是致癌物質。

三乙醇胺

三乙醇胺（標記為TEA）有乳化劑、溼潤劑作用，受清潔霜、洗髮精、潤滑油、腮紅、眼影、睫毛膏等產品採用。三乙醇胺偶有刺激黏膜與眼睛的危險性，據說可能生成致癌物質亞硝基化合物。

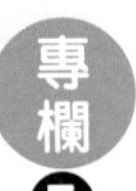

專欄❼ 應留心的有害化學物質2——保濕劑、溼潤劑

保濕劑、溼潤劑——保持肌膚或頭髮溼潤

●二乙醇胺（DEA）、三乙醇胺（TEA）

做為農藥、化妝品、醫藥的乳化、懸濁化劑、保溼及柔軟精等用途。有在生物體內產生亞硝胺的可能性，其致癌性引起關注。對於皮膚與黏膜（口腔、消化管等）有刺激性，另有慢性中毒引發肝臟障礙、腎臟障礙等危險性。

●丙二醇（PG）

丙二醇曾做為釀酒廠、擠乳廠、汽車等的防凍液，目前做為醫藥、牙膏、食品、化妝品、消毒液等日用品的乳化劑、溼潤劑。

有些人會對丙二醇產生過敏反應，而丙二醇具有溶血性，會使紅血球減少，也可能引發染色體異常。據說丙二醇還會阻礙黴菌成長與酵母菌的發酵。

經皮毒小常識

含有害化學物質的保濕用品

丙二醇：洗髮精、潤絲精、香皂、牙膏、外用醫藥、化妝水、乳液、嬰兒用紙巾。

二乙醇胺：清潔霜、潤滑油、粉底、眼影、髮膠、睫毛膏、洗髮精。

三乙醇胺：清潔霜、洗髮精、潤滑油、腮紅、眼影、睫毛膏。

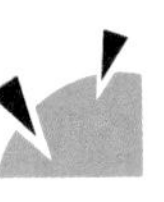

致癌物質——著色劑

著色劑使用目的，是要讓產品外觀更有魅力，或為了幫產品本身著色。理想上，最好是以天然物質著色，然而考量到成本，目前不得不仰賴化合物質。

哪些著色劑危害健康？

對於食品著色劑，有各種嚴格的法規規範，然而會經皮吸收的產品，例如清潔劑、化妝品等，則沒有嚴格規定。如果我們考量經皮毒的危險性，其實會經皮吸收的物品，才更應該有嚴格的法規來管理。

焦油系色素

在各種著色劑之中，焦油系色素的毒性最強。目前已知焦油系色素具有致癌性，也容易引起過敏症狀。

● 仍然常用於洗髮精與化妝品

焦油系色素是不存在於自然界、百分之百的化合產品，目前已禁止用於製造食品。然而，焦油系色素至今依舊常用於洗髮精、潤絲精、化妝品、口紅等產品的著色。

在使用成分表中，焦油系色素多半標示為紅色～號、青色～號等，請大家參照產品的成分表來研究。

●毒素可能隨著口紅吃下肚

將焦油系色素用於製作口紅是非常危險的事，由於嘴唇幾乎沒有角質層，因此焦油系色素易被皮下組織吸收。焦油系色素是禁止添加在食品中的毒性物質，偏偏常常和口紅一起被吃下肚，因此女性有更多遭焦油系色素毒性侵蝕的危險。

鎘

用於製作粉底或眼影的顏料中，許多含有鎘成分。鎘是曾在過去引發「痛痛病」的有毒物質，據說一旦進入體內就會殘留三十年。由於長期殘留體內，鎘引發的障礙也因而相當嚴重。鎘的毒性主要會對呼吸系統及腎臟發揮作用，會產生慢性支氣管炎、肺氣腫、尿道細胞變性、腎結石等症狀。

鎘還會產生痛痛病，以及骨骼疼痛、軟化、變形等症狀。之前我們說明過，臉部的角質層厚度不高，其中眼瞼的角質層更是微薄。因此，眼影中若含有鎘則容易經皮吸收，也就容易引發嚴重的障礙。

螢光增白劑

洗衣精為了加強洗滌後的外觀效果，會使用螢光增白劑。為了使衣物看來更加潔白，產品中會添加青色系螢光劑，當然這些物質的毒性，已被認定是危險的化學物質。螢光增白劑會殘存附著在洗滌後的衣物，因為若要讓洗滌後的衣物更好看，化學物質必須能在清洗後繼續殘留。各位讀者可以將洗滌後的衣物放在黑光燈下照明，可以發現衣物因螢光效果發出藍白色的光。

隨著皮膚的吸收狀態及摩擦效果，殘留在衣物上的螢光增白劑會循著經皮途徑進入人體。目前抹布、紗布、嬰幼兒內衣等產品已經禁止使用螢光增白劑，由此可見其毒性。尤其嬰幼兒易受經皮毒侵襲，在洗滌襯衣、圍兜等直接接觸皮膚的衣物時，建議使用不含螢光增白劑的洗衣精。

專欄8 應留心的有害化學物質3——著色劑

著色劑包括類胡蘿蔔素、鬱金、紅甜菜、焦糖、紅花等天然色素，以及焦油系的合成色素。其中焦油系色素因毒性強，多半被視為危險物質，已經被禁止用於食品，但依舊被容易經皮吸收的日用品（洗髮精、潤絲精、化妝品、口紅等）採用。

焦油系色素的皮膚吸收率高，經皮吸收後可能引發皮膚障礙與過敏反應等。此外，據說焦油系色素是導致黑皮症的原因。多數焦油系色素也被懷疑是致癌物質。

●焦油系色素的種類

包括紅色兩百餘號、黃色兩百餘號、綠色兩百餘號、青色兩百餘號、橙色兩百餘號、四百餘號、褐色二〇一號、黑色四〇一號、紫色二〇一、四〇一號等。

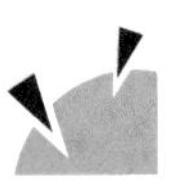

殺菌劑難以兼顧安全與穩定

具有殺菌、防腐效果的化學物質，往往面臨安全性與穩定性的兩難抉擇。不過若從嚴密的生物科學角度來看，這些物質全都要歸類為危險物質。

具有殺菌、防腐效果的化學物質

為了避免產品變色、變形、腐敗，廠商會添加具有殺菌、防腐效果的化學物質。為了讓大量生產的物質能在市場流通，也為了讓消費者在長期儲存、使用時不因腐敗而產生意外，勢必會添加殺菌劑。

陽離子界面活性劑

「陽離子界面活性劑」又被稱作「逆性肥皂」，使用目的多是基於殺菌。氯化十六醇甲醇銨、十六烷基三甲基氯化銨、氯化十八酸基三甲基銨磺酸鹽等物質，便被分類為陽離子界面活性劑。在各種界面活性劑中，這些物質的毒性特別強，能發揮殺菌作用。

為了避免衣物在半乾時發生異味，陽離子界面活性劑又被添加於衣物柔軟精、潤絲精、潤髮乳等，而這些物質的作用，能對附著於內褲的大腸菌O-157等細菌發揮殺菌效果。使用陽離子界面活性劑的產品，在清水沖洗流走後，可能殺害淨水槽內、甚至是河川裡的微生物，有人擔心這可能改變微生物的生態體系，對自然界造成不良影響。

十二烷肉胺酸鈉

化學物質十二烷肉胺酸鈉，通常用於牙膏發泡劑、殺菌劑。口腔內的細菌原本維持著勢力均衡共存的狀態，以殺菌劑破壞其均衡，有可能使病原菌易於入侵口腔。

對羥基苯甲酸酯類

對羥基苯甲酸酯類通常用於食品、飲水、化妝品的防腐劑。對羥基苯甲酸酯又可細分為對羥基苯甲酸甲酯、4—羥基苯甲酸乙酯鈉鹽、對羥基苯甲酸丙酯三種，採用的產品依法有義務要標示指定成分。此外，有些人會對丙基對羥基苯甲酸酯產生過敏反應。

乙烯二胺四醋酸鹽

洗髮精與化妝品中含有的金屬離子，會促使產品氧化，造成變色、異味等問題。乙烯二胺四醋酸鹽（EDTA）具有防止變質的作用，對皮膚的刺激性低，不易引發過敏症狀，因此受許多產品採用。不過有實驗結果證明乙烯二胺四醋酸鹽會造成畸形兒，不能毫無戒心的濫用。另外，乙烯二胺四醋酸鹽進入體內會造成鈣質缺乏症，有引起低血壓和腎臟功能障礙的可能性。

二丁基羥基甲苯

二丁基羥基甲苯（BHT）多半作為抗氧化劑。根據田鼠實驗證明，二丁基羥基甲苯會引發肝癌，極為可能是致癌物質。塑膠產品的原料聚丙烯中也含有該成分，有溶解而引發致癌作用的隱憂。

丁羥甲醚

丁羥甲醚（標記為BHA）為抗氧化劑，廣泛應用於眼影、香水、口紅、乳霜、粉底等產品。皮膚毒性雖然低，但對過敏患者來說具有刺激性；另外有致癌性的疑慮，同時也是一種環境荷爾蒙。

安息香酸（苯甲酸）

做為防腐劑，用於洗髮精、潤絲精、牙膏、化妝品等產品。抑菌作用強，但殺菌作用不明顯。對皮膚較差的人具有刺激性，會刺激皮膚、黏膜、眼睛、喉嚨等。另外也有報告指出，它具有變異原性、導致染色體異常等結果。

己二烯酸、山梨醇

具有防腐、殺菌作用，主要用於食品、牙膏、醫藥的保存料。經口攝取時，絕大多數會代謝為二氧化碳與水分排出體外，部分殘留在肌肉及其他組織。具有脂溶性，是容易經皮吸收的物質。

己二烯酸具有強烈毒性，有法定的用量限制。舉例而言，對體重六十公斤的成年人經口投與一・五公克的己二烯酸，會有五〇%的機率造成死亡，然而目前卻廣泛用於乾酪、魚漿製品、豆製品、醬菜、醬油、乳瑪琳、番茄醬等多種食物的保存料。

經皮毒小常識

含殺菌、防腐物質的產品

陽離子界面活性劑：衣物柔軟精、潤絲精、潤髮乳等。

十二烷肉胺酸鈉：牙膏發泡劑、殺菌劑。

對羥基苯甲酸酯類：食品、飲水、化妝品。

乙烯二胺四醋酸鹽：洗髮精與化妝品。

二丁基羥基甲苯：塑膠產品。

丁羥甲醚：眼影、香水、口紅、乳霜、粉底。

安息香酸（苯甲酸）：洗髮精、潤絲精、牙膏、化妝品。

己二烯酸、山梨醇：食品、牙膏、醫藥的保存料；如乾酪、魚漿製品、豆製品、醬菜、醬油、乳瑪琳、番茄醬。

專欄❾應留心的有害化學物質4——殺菌劑、防腐劑、抗氧化劑

為了保持產品穩定，防止腐蝕與變質，日用品中常使用多種的殺菌劑、防腐劑、抗氧化劑。

殺菌劑、防腐劑

●安息香酸、安息香酸鹽

用於牙膏、漱口水、護手霜、刮鬍水等產品。有引發皮膚障礙的可能，尤其對眼睛、鼻子、喉嚨等黏膜具有刺激性。吞食後有產生障礙的危險，若大量攝取則會有過敏症狀、尿失禁痙攣、運動失調等強烈毒性反應，又有致癌性的疑慮。

●鄰苯基苯酚（OPP）

多用為化妝品的防腐劑，經皮吸收後有腐蝕皮膚、黏膜的危險。吞食後可能導致肝臟障礙、血紅蛋白量衰減、腎臟、腎小管異常、體重減低、縮短壽命等症狀，又有變異原生、致癌物質、環境荷爾蒙等疑慮。

抗氧化劑

●乙烯二胺四醋酸、乙烯二胺四醋酸鹽（EDTA、EDTA-2Na、EDTA-4Na）

被多數日用品採用為金屬離子螯合物分散劑。會刺激皮膚、黏膜，引發過敏反應，也有引發鈣質缺乏症、血壓低落、腎臟障礙等危險性。

●二丁基羥基甲苯（BHT）、丁羥甲醚（BHA）

用於製作化妝品、洗髮精，做為抗氧化劑。有引發皮膚障礙或過敏症的危險性，另有變異原生、致癌物質等疑慮。丁羥甲醚已被認定為環境荷爾蒙。

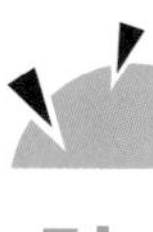

防汗除臭劑會造成阿茲海默症？

在我們日常生活中，許多經常接觸的金屬均具有毒性。金屬並非合成物質，因此不會分解，一旦進入體內就難以代謝。

鋁

鋁因為容易加工，因此獲各種日用品採用。在一般市場上，常見餐具、鍋碗瓢盆等各種與飲食相關的器材皆是鋁製品。學界懷疑鋁是導致阿茲海默症的原因物質，並已知鋁會對神經造成損害。如果在生活中頻繁使用鋁製品，有連同食物一起吞食、或者少量經皮吸收的可能性，狀況十分危險。

●小心爽身粉與制汗防臭劑

在經皮吸收方面，應注意的是，爽身粉或制汗防臭劑中也含有鋁成分。爽身粉常用於預防嬰幼兒的尿布溼疹或汗疹，然而嬰幼兒的皮膚吸收率高，四處飛舞的粉末又可能由口鼻吸收，濫用有其危險性。

鉛

鉛中毒據說是人類歷史上最古老的職業病。鉛的毒性自古皆知，目前多用於工業用途，很少出現在日用品中。不過直到五十年前為止，化妝品（白粉）中還有鉛成分。在一般生活中，最常見的含鉛製品是酒瓶的蓋子。鉛與鐵或鋅不同，是生物不需要的金屬。一旦進入體內，會對絕大多數生物造成有害作用。

●認定為環境荷爾蒙

鉛進入體內後，會誘發神經系統的中毒症狀，有引發神經障礙、精神障礙等可能性。鉛已被認定為環境荷爾蒙。根據報告指出，女性如果鉛中毒，會有不孕、流產、死產、新生兒高夭折率、幼兒先天性高度精神障礙等症狀。

水銀

水銀的毒性自古有名，目前在人們身邊的日用品中已經少有水銀製品。不過直到三十年前為止，消毒用的紅藥水內還有水銀配方。此外，量體溫用的溫度計也使用水銀。不過現在仍有些工業製品、電器產品使用水銀，由產業廢棄物外洩的水銀引發了嚴重的水質污染。水銀又可分成金屬水銀、無機水銀、有機水銀三種，其中有機水銀的毒性會對生物產生強烈影響。

●以經口攝取侵害人體

水銀入侵人體的管道，以食用水銀中毒的魚類等經口攝取為主。不過含有有機水銀的霧氣也會造成經皮吸收、吸入等危險性。水銀的殘留率高，據說進入體內的劑量要排泄到減半為止，共需要七十天。身體若吸收了水銀，會累積在中樞神經、肝臟、腎臟，引發知覺異常、運動障礙，肝、腎臟功能障礙。水銀也是環境荷爾蒙物質，如果有機水銀從懷孕中的母體轉移到胎兒，有引發胎兒腦障礙的可能性。

專欄⑩應留心的有害化學物質5——金屬

鉛（Pb）

鉛是被認定為環境荷爾蒙的有害物質，以往用於化妝品的白粉中，不過如今幾乎已沒有日用品採用。然而，鉛依舊常用於工業用途，因此有排放到大氣中，或由吸入或經皮途徑侵入人體的可能性。鉛被吸收到體內後，會引發神經系統的中毒症狀。

水銀（Hg）

水銀依據其毒性學特徵，又可分成金屬水銀、無機水銀、有機水銀等三種。

●金屬水銀

水銀蒸氣會被吸入肺部，有引發中樞神經及呼吸器官障礙的危險。

●無機水銀（氯化第二水銀、氯化第一水銀）

容易被消化器官吸收，大多數能在一週內排泄。進入體內後有引發腎臟、消化器官和皮膚障礙的疑慮。

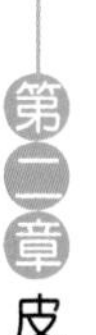

●有機水銀（甲基汞、乙基汞、丙基汞、苯基汞）

因水俣病聞名的有害物質，據說消化器官對其吸收率逼近一〇〇％。殘留期間長，會累積在中樞神經系統、肝臟、腎臟，並持續引發障礙。

鎘（Cd）

因痛痛病聞名的有害物質，以往曾用為粉底的顏料。容易由動植物吸收，在食物鏈中濃縮至高濃度。人類若長期攝取鎘，則會受慢性毒素影響，對呼吸系統與腎臟造成障礙。

Chapter 3

你身邊有哪些經皮毒？

常常頭痛、過敏、或是有貧血症狀與高血壓？
趕快檢視每天都要使用的日用品，
洗髮精、洗碗精、牙膏、衣物柔軟精……
這些可能就是導致疾病的元兇！

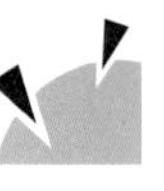

從標示成分開始分析

一如之前介紹的，經皮毒的入侵方式並不單純，不但有多種路徑，又牽涉到複雜的條件。此外，自覺到被害所需的時間也不一定。有過敏體質或症狀的人，會在瞬間對經皮毒產生反應；也有可能長年累積的物質到某天突破了臨界點，才頓時產生症狀。

有害化學物質依然氾濫

物質的殘留期間，也會隨用量、使用期間和使用物質而異，短的只有數日，長的像是痛痛病的原因物質鎘一樣，生物學半衰期（生物將身體吸收的化學物質半數排泄到體外所需的時間）約要三十年時間。

社會缺乏對經皮毒的因應措施

基於上述原因，與經口攝取和吸入途徑相較，經皮吸收的恐怖之處未能獲得大眾普遍認知。從石油提煉的化學物質，到今天被用於量產，只有幾十年的光景；又基於經皮毒的特性，使得傷害的狀況至今仍未能完全確認。畢竟有些物質會在體內殘留長達三十年，也有許多症狀至今難以推出結論，因此，社會對經皮毒的因應措施總顯得落後，許多有害化學物質雖然禁止用於食品，卻依舊獲准用於會接觸肌膚的產品。

只要法規沒有明文禁止，製造廠商就會持續使用廉價又適合大量生產的材料。然而，就在這拖延的過程中，我們的身體會繼續累積有害物質，等到察覺時往往已經太遲了。

產品上應標示「使用成分」

儘管如此，全球各地也已感受到化學物質氾濫的危機。在歐美地區，早已要求廠商明示產品使用的物質；日本也在二〇〇一年通過「家庭用品品質標示法」，要求廠商標示所有使用成分。在這裡希望大家注意的是，所謂「使用成分」，並不代表有效成分，而是所有添加在產品中的化學物質。

至於化學物質的標示法，目前日本並未有明文規定。原本一種化學物質就可能有好幾種名稱，也有可能採縮寫方式標記，因此不易辨別，有時候甚至不同廠商的標示名稱也不同。在近期，有許多產品改以使用目的來依序標示成分，不過有些是與有效成分或藥效成分併列，讓人看來以為每樣成分都有益於健康（這讓人不易判斷，也可說是廠商的伎倆）。

公開資訊絕對不會是壞事。只要我們保有必要的知識，就能夠迴避危險物質。首先為了得知危險的所在，以下將介紹每種產品常用的物質，以及其病例。

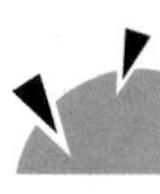

家用清潔劑有多恐怖？

如上一章所述，目前市售的家用清潔劑，絕大多數都是由幾種合成界面活性劑製成的合成清潔劑。合成界面活性劑是會破壞環境的有害化學物質，會引發的傷害種類繁多。

最可怕的「細胞毒性」

如果從經皮吸收的問題來看，所謂「細胞毒性」，其破壞細胞膜的作用是最為危險的傷害。因為細胞膜遭破壞後，不僅界面活性劑本身的毒性，連清潔劑所使用的其他有害物質也會一併入侵。

根據田鼠實驗結果，背部塗抹合成清潔劑的田鼠會引發肝功能及腎功能等內臟障礙，甚至於造成死亡。這是因為合成界面活性劑從遭破壞的皮膚細胞入侵後進入血液，最後到達內臟器官，破壞了內臟細胞。人類的身體較田鼠大，可能不會馬上發生致命的症狀，不過希望各位能記得，經皮吸收足以引起程度如此嚴重的傷害。

固態香皂其實是「合成香皂」

一般大眾不認為固態香皂是合成清潔劑，其實目前市售的固態香皂絕大多數是以合成界面活性劑製作的合成香皂，不僅如此，絕大多數產品還添加了香料、著色劑等。天然的界面活性劑只有脂肪酸鈉與脂肪酸鉀兩種。原本固態香皂很怕溼氣，一放到浴室就會開始融化，因此形狀穩定持久的固態香皂，代表其中添加了化學物質。

皮膚皸裂也是清潔劑惹的禍

我們時常聽說婦女因廚房清潔劑造成手部皮膚皸裂，這也是證實合成清潔劑毒性的一大證據。這個現象，是合成界面活性劑破壞皮膚皮脂膜與角質層所造成的結果。這使得經皮毒物質更加容易入侵人體，患者應當避免繼續使用該產品，否則可能引起過敏反應，甚至使異位性皮膚炎發作。即使沒有產生症狀，皮膚持續暴露在合成界面活性劑下，皮脂膜也會脫落，形成容易吸收化學物質的狀態，有與洗髮精或化妝品等其他日用品產生複合障礙的危險性。

洗衣精一樣會經皮吸收

洗滌後的衣物在半乾不濕的狀況下會產生異味，代表合成清潔劑的清潔能力不足。殘留在衣物上的有機物質（多為蛋白質）污垢為細菌提供了繁殖的養分，蛋白質分解時的產物因而形成異味。為了去除這種異味，市面上開始出現一些產品，採用具有殺菌作用的化學物質。然而，添加新的化學物質，也連帶產生新的健康障礙與環境污染。洗滌後的衣物，或多或少會殘留沒有洗掉的清潔劑，對於因異位性皮膚炎或過敏性皮膚炎而敏感的人來說，光是接觸到以含有合成界面活性劑的洗衣精洗過的衣物，就能引發皮膚障礙。

小心螢光增白劑

為了洗掉污垢而添加的螢光增白劑也是危險的有害物質。螢光增白劑的使命，就是在清洗後繼續附著在衣物上，讓衣物看來潔白。對健康狀態的皮膚來說，從衣物入侵皮膚造成的受害不足為慮；不過對受傷或生病的皮膚，或者嬰幼兒未成熟的角質層，就可能引發障礙症狀了。日本內閣通商產物省因此禁止在紗布、繃帶、嬰幼兒貼身衣物、圍兜中使用螢光增白劑。

在螢光增白劑與除菌劑的效果影響下，洗滌後的衣物看來十分乾淨，其實上頭仍有殘留的污垢與藥劑存在。殘留在衣物上的合成界面活性劑可能經皮吸收，尤其是塗有乳霜提高了經皮吸收率的皮膚，或是護膜不發達的嬰幼兒皮膚，都有可能被殘留的合成清潔劑引發經皮障礙。

衣物柔軟精的危害

讓衣物觸感柔軟的衣物柔軟精之中，採用了分類為「陽離子界面活性劑」的合成界面活性劑。陽離子界面活性劑具有殺菌作用，但毒性卻是合成界面活性劑之中數一數二的。與螢光增白劑相同，衣物柔軟精會在清洗後殘留在衣物上發揮效果，從毒性的強度來考量，最好不要對嬰幼兒的衣物使用。

洗髮精比廚房清潔劑更毒？

市售的洗髮精裡，不僅使用合成界面活性劑，而且還包含比廚房清潔劑更多的有害化學物質。大多數的產品均使用有助化學物質入侵的丙二醇或乙烯二胺四醋酸鹽、安息香酸等。有些產品為了提升使用效果，調配了天然成分，然而為了輔助天然成分的效果，又添加更多的化學物質。洗髮精常用的合成界面活性劑，有烷基硫酸鹽（SLS）及十二烷基乙醚硫酸鹽（SLES）等。

專欄⓫ 已標示的有害化學物質1——洗衣精、洗碗精、衣物柔軟精

雖然產品標籤上標示使用成分，然而不同廠商的產品標示方法也各有不同。以下將列舉各種產品標示的主要有害化學物質，括弧內為一般常見名稱或略稱。

洗衣精	
合成界面活性劑	直鏈烷基苯磺酸鹽、聚氧乙二醇烷基乙醚、α磺酸脂肪酸酯鹽。
螢光增白劑	有致癌性、環境荷爾蒙等嫌疑，應該避免用於新生兒、嬰幼兒衣物、尿布等日常物品。 如果用於蒸籠墊布等接觸食物的物品，則螢光增白劑有轉移到食物的可能性。
洗碗精	
合成界面活性劑	烷基乙醚硫酸酯鹽、烷基氧化胺、聚氧乙二醇烷基乙醚、α-磺基甲酯酸鈉
衣物柔軟精	
合成界面活性劑	二烷基銨酯（二烷基二甲基氯化銨） 衣物柔軟精使用陽離子界面活性劑，雖然有防止靜電的效果，但殺菌力強，有破壞環境的疑慮。

頭皮能輕易被滲透

頭皮是角質層較薄、容易經皮吸收之處。當頭皮接觸界面活性劑或丙二醇時，皮膚護膜會遭到破壞，使其他有害物質一樣能輕易滲透。而在幾乎每天重複同樣的動作後，有害化學物質會在體內累積殘留。

據說主婦溼疹（富貴手）或過敏性皮膚炎，是體內累積的有害化學物質達到個人臨界點後發作的症狀。化學物質會從經口、吸入、經皮三種途徑入侵人體，而主婦溼疹及過敏性皮膚炎則是在混合化學物質的作用下發病。尤其從洗髮精裡經皮吸收的案例，其使用頻率和吸收率，都是提高體內累積速度的重要因素。

這類皮膚障礙一旦發作，就會持續對特定化學物質產生過敏反應，除了洗髮精以外，也包括廚房用清潔劑或沾染在衣物上的洗衣精等，即使只有少量接觸，也會造成肌膚粗糙或過敏反應。近年來兒童的異位性皮膚炎發病率增加，也可能是母親體內累積有害化學物質，並且轉移到胎兒身上所造成。

使用不含合成界面活性劑的洗髮精

雖然目前尚未證實，不過有害化學物質中如果包含環境荷爾蒙，也可能同樣會從母親體內轉移到胎兒身上，進而造成重大影響。不管怎麼說，常用內含有害化學物質的洗髮精，是一件非常危險的事。

有許多人認為頭皮癢、頭皮屑、掉髮、結痂等症狀來自於疲勞與精神壓力，不過這些症狀也可能是來自於使用洗髮精。筆者自從改用不含合成界面活性劑的洗髮精之後，再也沒有發生頭皮屑或頭皮癢的狀況。

在沐浴乳或洗髮精的製造過程中，可能添加副產品二噁烷，這是一種具有致癌性的有害物質。當二噁烷被人體吸收，累積在器官之後，會轉化為亞硝基化合物，可能導致癌細胞的生成。「每天使用」代表一再地重複殘留、累積的過程，其有害作用讓人憂心。

不要被滑順的感覺欺騙了

採用合成界面活性劑的洗髮精不只會影響頭皮，也會對毛髮產生影響。這些產品的使用感不錯，讓人以為角質層變得光滑柔順，其實只是用蠟包覆角質層，使其產生光澤。毛髮細胞角質層隨時在進行氧呼吸，而蠟成分會妨礙氧呼吸。因此，長期使用洗髮精會消耗角質層，使毛髮日漸萎靡，這種狀態的毛髮，特徵是缺乏光澤、顏色轉褐色，直徑變細。

潤絲精中調配的合成界面活性劑是陽離子界面活性劑，有殺菌、防止靜電、柔軟劑等效用。陽離子界面活性劑往往比洗髮精中使用的合成界面活性劑作用更強，並且具有強力的有害作用。再加上產品中往往又添加香料、著色劑等提煉自化合物質的材料，與洗髮精併用，會使這些化學物質更容易入侵已經提高吸收率的頭皮。

有些人為了保留香味，因此不仔細沖洗潤絲精，對頭皮來說是非常危險的行為。

專欄⑫已標示的有害化學物質2——沐浴乳、洗髮精、潤絲精

沐浴乳	
合成界面活性劑	烷基硫酸鹽、十二烷基硫酸鈉（SLS）、聚氧乙二醇烷基乙醚硫酸鹽（AES）、月桂醇・硬脂醇聚醚（聚氧乙二醇烷基乙醚、AE）
保濕劑	丙二醇（PG）
防腐劑	安息香酸、安息香酸鹽
抗氧化劑	乙烯二胺四醋酸、乙烯二胺四醋酸鹽（EDTA、EDTA-2Na、EDTA-4Na）、2,6-二叔丁基對甲酚（BHT）
著色劑	焦油系色素（紅色～號、青色～號等）
洗髮精	
合成界面活性劑	烷基硫酸鹽、十二烷基硫酸鈉（SLS）、月桂醇聚醚硫酸酯鈉鹽、月桂醇硫酸鈉、聚氧乙二醇烷基乙醚硫酸鹽（AES）、棕櫚酸醇（聚氧乙二醇烷基乙醚、AE）
保濕劑、乳化劑	丙二醇（PG）、二乙醇胺（DEA）
防腐劑	安息香酸、安息香酸鹽
抗氧化劑	乙烯二胺四醋酸、乙烯二胺四醋酸鹽（EDTA、EDTA-2Na、EDTA-4Na）、2,6-二叔丁基對甲酚（BHT）
著色劑	焦油系色素（紅色～號、青色～號等）
潤絲精	
合成界面活性劑	氯化烷基基三甲基銨磺酸鹽、聚氧乙二醇烷基硫酸鹽（AES）、鯨蠟酸醇（聚氧乙二醇烷基乙醚、AE）
保濕劑、乳化劑	丙二醇（PG）
防腐劑	安息香酸、安息香酸鹽
著色劑	焦油系色素（紅色～號、青色～號等）

子宮內膜症與洗髮精有關？

在使用洗髮精、潤絲精的相關問題中，與婦女病之間的關聯性較引人矚目。因為婦女是在危險的狀態下（濃度、種類、吸收率、頻率等多方條件），使用可能有環境荷爾蒙、雌激素作用的化學產品。

婦女病與環境荷爾蒙的關聯

最近幾十年來，子宮內膜症與子宮肌瘤的患者有低齡化的趨勢，以往罕見的十餘歲患者發病率急速增加。據說在日本，接受子宮內膜症治療的患者超過十二萬人，潛在患者只怕有數倍之多，已經是不容忽視的局面。而有許多學者指出，環境荷爾蒙可能與婦女病的關係密切。

科學已經證實，具有雌激素作用的環境荷爾蒙會造成動物雌性化，目前學界則懷疑其對女性的月經週期或懷孕、生產也會造成影響。

目前已有包括DDT、PCB、酚甲烷等六十幾種化學物質被認定為環境荷爾蒙，不過環境荷爾蒙尚處於研究調查階段，今後還會有更多疑似物質出現。除了日用品以外，環境荷爾蒙還充斥在大氣與食品中，交叉複合污染形成障礙。洗髮精、潤絲精雖然不一定是導致婦女病的主要成因，但從經皮吸收的危險性來看，極有可能是重要因素。也有些婦女表示，自從更換洗髮精廠牌後，生理痛不再嚴重，子宮內膜症也有所改善。

經皮毒小常識

重新檢視現在使用的洗髮精與潤絲精！

假設洗髮精與潤絲精中的環境荷爾蒙物質會導致婦女病的形成，對懷孕期間的胎兒之影響也讓人擔憂。近年來，與生產相關的意外、不孕症、早產、畸形兒、死產等案例驟增，有人認為和環境荷爾蒙也有所關聯。既然會對孕婦造成影響，也代表除了生產意外，出生的孩子也可能因此有先天性障礙。因此各位女性，尤其是今後準備懷孕的女性，最好重新檢視一下現在使用的洗髮精與潤絲精。

染髮劑造成休克死！

染髮劑會傷害頭髮，已經不是新聞。不過除了頭髮以外，染髮劑也有極為強烈的經皮吸收危險性。因為染髮劑接觸的是皮膚護膜較薄的頭皮部分，危險性勢必隨之增加。

對苯二胺（PPD）引起的症狀

近年來，染髮劑成為常見的商品，個人在家中也能輕易的染髮。因此，除了既有的白髮染黑需求外，也有不少年輕人開始使用染髮劑，甚至聽說有人幫自己的小孩或寵物染髮。

染髮劑中使用的物質叫做對苯二胺（PPD），是將頭髮染成黑色系時必需的物質。這種物質會引起強烈的過敏反應，當體內累積的化學物質到達臨界點，過敏反應即會以皮膚病的形態發作。而PPD因效力太強，有引起急性休克全身型過敏性反應的危險性。

導致全身型過敏性反應

全身型過敏性反應的症狀，包括激烈的呼吸困難，鼻腔、口腔、喉嚨等黏膜系統激烈疼痛、咳嗽、血液循環障礙等。症狀嚴重者甚至會致命，因此絕對不能對抵抗力低的孩童與寵物使用染髮劑。

引發貧血或腎功能障礙

除了過敏反應以外，對苯二胺還有接觸性皮膚炎、黏膜浮腫、結膜炎、鼻炎、支氣管哮喘等發病的病例，進入人體後又有破壞酵素，引發貧血或腎功能障礙的危險。

具有致癌效果

對苯二胺也是著名的致癌物質，報告指出持續染髮二十年以上的人，有許多會發生淋巴腫症狀。而最近的研究指出，對苯二胺也是環境荷爾蒙物質。對苯二胺簡直是毒害的百貨公司。

染髮劑中除了PPD之外，還包含有氨基苯酚、間苯二酚等物質。這些物質進入人體後，有破壞酵素、引發貧血的可能。在白髮開始出現的時候，正好是步入老年，經皮吸收率開始提高的時候，定期染髮會使有害物質不斷殘留、累積，即使目前沒有任何症狀，也不宜持續使用。

染髮噴霧也一樣危險

有一種比染髮劑更容易改變頭髮顏色的商品，叫做「染髮噴霧」。染髮噴霧的著色效果高，但是不持久，由於這種產品使用方便，因此受到年輕人喜愛。染髮噴霧中使用的染色劑是焦油系色素，這種色素也用於化妝品的著色。焦油系色素的毒性很強，不但會引發皮膚障礙，同時也是致癌物質，而吸收到體內後，可能引起過敏反應，據說也是黑皮症的病因。

染髮劑與染髮噴霧之中，為了幫助染色劑滲透，均調配有合成界面活性劑，使得頭皮的細胞遭到破壞，讓化學物質更容易進入。染髮劑的使用說明書中表示，必須避免在剛洗完頭的時候使用，由此可知，被洗髮精的合成界面活性劑侵襲過的頭皮，若立刻接觸染髮劑，有多麼危險。

經皮毒小常識

使用染髮劑的注意事項

1. 自然應當減少使用機會，尤其要避免嬰幼兒接觸。
2. 在家中自行染髮時，要避免藥劑四散噴灑。
3. 不要讓嬰幼兒碰觸染過的頭髮。如果藥劑放在兒童接觸得到的地方，造成誤食更有喪命的危險。

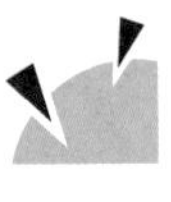

牙膏的黏膜吸收更可怕

牙膏是用來清潔口腔的，因此說是經皮吸收，不如更名為黏膜吸收。黏膜上沒有角質層，因此沒有皮膚護膜效果，將輕易吸收有害化學物質。

口腔黏膜更易吸收毒素

據說黏膜吸收的吸收率將近是經皮吸收的十三倍。讓人遺憾的是，目前市售的牙膏中，多半含有有害化學物質。

「烷基硫酸鹽」破壞細胞膜

用於牙膏發泡劑的「烷基硫酸鹽」是合成界面活性劑，具有細胞毒性，會破壞細胞膜，造成細胞死亡。有些產品中，調配有化學物質的搬運媒介「丙二醇」，使得經皮毒吸收率更形提高。烷基硫酸鹽會破壞味蕾細胞（味覺的感覺細胞），將因而無法感受味覺。

曾有報告指出，長期使用牙膏，會使得舌頭的粗糙部分——舌乳頭方向散亂、間隔擴大。隨著年齡增長，味蕾細胞的數量也會減少，而使用牙膏更會加快其減少速度。這使得人的味覺遲鈍，烹飪時的調味加重，甚至成為高血壓等慢性病的遠因。

使用牙膏的必要性？

細心一點的讀者應該已經發現，烷基硫酸鹽是使用於洗髮精或家用清潔劑的合成清潔劑，把這種東西塞到嘴裡，實在是太可怕了。人在刷牙之後，味覺會感到怪怪的，就是因為合成界面活性劑烷基硫酸鹽的細胞毒性破壞了味蕾細胞。除此以外，牙膏裡也使用了研磨劑、香料，有些產品還會使用著色劑。這些物質多半具有致癌性或會引發過敏反應，有遭黏膜吸收的可能，危險性也高。另外，最應該提防的是添加草莓或香蕉香味的兒童用牙膏，其中添加了許多香料與人工甘味料，使用的危險性比成人用品還大。

某些牙科醫師不建議患者使用牙膏，這表示牙醫師熟知牙膏的毒性。實際上，刷牙行為之所以必要，是為了去除牙垢與按摩牙齦，有些醫師認為，不只是按摩牙齦，連去除牙垢都用不上牙膏，尤其兒童更是只要用牙刷清潔即可。

漱口水真的有效果嗎？

坊間盛傳，如果要預防蛀牙，用漱口水會比刷牙的效果好。確實，漱口水有抗菌、殺菌作用，可是這些作用才是麻煩所在。在人類的口腔中有所謂的口腔常在菌，負責對抗由外部入侵的細菌，而漱口水會連口腔常在菌一起消滅，使口腔容易受外來細菌的影響，甚至接連引發新的障礙。

漱口水中調配有運輸媒介丙二醇、提升溼潤效果的己二烯酸、防腐劑安息香酸，以及調整外觀的焦油系色素。這些有害化學物質會遭黏膜吸收，更易入侵體內。此外，也有許多產品使用乙醇作為溶劑，會傷害黏膜，幫助其他有害物質入侵人體，降低對致癌物質的抵抗力。因此，常用漱口水有引發皮膚障礙、器官障礙，乃至於致癌的可能性。

專欄 ⓭ 已標示的有害化學物質3——牙膏、漱口水、假牙清潔劑

牙膏	
合成界面活性劑 發泡劑	烷基硫酸鹽、十二烷基硫酸鈉（SLS）、十二烷肉胺酸鈉、十二烷肉胺酸鹽。 合成界面活性劑有溶解補牙金屬，引發過敏反應的危險性。在使用含烷基硫酸鹽的牙膏後，經八次漱口測量發現，第八次漱口後殘留濃度為4.1ppm。在自來水的水質基準中，界面活性劑的濃度須在0.2ppm以下。而滋賀縣合成洗劑影響調查團的調查報告指出，0.45mm的殘留界面活性劑，會使香魚苗有五〇%的死亡率。由此可見牙膏的毒性有多強。
潤濕劑	山梨醇、己二烯酸
防腐劑	安息香酸、安息香酸鈉
著色劑	焦油系色素（綠色～號、黃色～號等）
漱口水	
清潔輔助劑	聚乙二烯（PEG） 吞食後有造成肝、腎臟功能障礙、致癌等疑慮。
潤濕劑	山梨醇、己二烯酸
防腐劑	安息香酸、安息香酸鈉
著色劑	焦油系色素（綠色～號、黃色～號等）
假牙清潔劑	
合成界面活性劑	氟化物合成界面活性劑
漂白劑	氧化漂白劑 有引發味覺障礙的可能性。將清潔後尚未以水仔細清洗的假牙放入口中是危險行為。

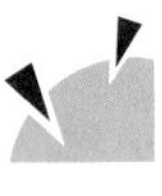

化妝品的使用成分標示

根據日本藥事法規定，化妝品的定義是：「為清潔人體、保持皮膚或頭髮健康，而以塗抹、噴灑等方法使用，得緩和對人體之作用者。」然而，絕大多數化妝品是以化學物質製造的化學產品，其中自然包含有害化學物質。

小心！化妝品標示會騙人

一九七〇年代，由化妝品引起的皮膚病「黑皮症」，成為巨大的社會問題。在這個事件影響下，一九八〇年到二〇〇一年為止，化妝品公司均有義務標示產品中的指定成分，被政府指定為標示指定成分的化學物質共有一〇二種。然而除此以外，用於化妝品的化學物質卻高達二五〇〇種以上，每一種都有引發過敏反應、過敏症或致癌等可能性。基於上述現狀，日本政府自二〇〇一年起修法，規定化妝品的使用成分必須全數公開標示。歐美早在許久之前就規定化妝品的使用成分必須全數標示，日本也總算趕上歐美的步伐，有了明確的法律規定。（編註：台灣自二〇〇二年五月起，也開始規定化妝品必須標示出所有使用成分。）

對化妝品成分保持警覺性

過去化妝品公司常以「企業機密」為名，在銷售時隱瞞「指定標示成分」以外的使用物質，在全面標示的規定之下，產品的面紗總算被扯了下來。有些產品號稱不添加化學物質，其實只是使用了指定標示成分以外的化學物質。有許多產品號稱調配天然成分，如蛋白質、胺基酸、膠原質，而這些高分子量物質能被皮膚吸收多少，還是個疑問。

乳霜等部分化妝品被歸類為「醫藥部外品」，這種法律分類是依據產品中防止皮膚粗糙、青春痘、防曬、生髮、護髮等有效成分的一定濃度來界定（編註：根據日本藥事法規定，「醫藥部外品」不屬於醫藥品，但具有相當於或接近醫藥品的真實療效，其目的不在於積極進行治療，而是著重預防，且無副作用，是一種介於醫藥品和化妝品之間的商品。）由於不是醫藥，因此只能期待藥效成分的效果，但沒有治療效果。醫藥部外品只需標示指定成分——也就是可能引發過敏等皮膚障礙的成分，在這種規定之下，自然無法確認其中是否混合有害化學物質。最近聽說有許多化妝品都開始申請醫藥部外品的認可，讓人懷疑這是廠商的惡意規避。

慎選適合膚質的化妝品

化妝品是直接塗抹在皮膚上的物品，安全性自然是重大問題。最重要的是，必須選擇與個人膚質相合的產品。有許多人在長年使用化妝品後，身體出現重大障礙，因此在發生無可救藥的症狀之前，皮膚較差、有過敏體質的人應特別留意產品的成分表，儘可能避免使用調配合成界面活性劑、合成香料、防腐劑、合成色素的產品。

讓人遺憾的是，大型廠商推出的市售化妝品，絕大多數含有會引發皮膚障礙的有害化學物質。目前僅有小規模的廠商推出儘可能避免使用有害化學物質的化妝品。

有害物質的疊疊樂

化妝品的使用成分依法全數標示，對於迴避經皮毒的障礙自然大有幫助。有人表示經皮吸收造成的皮膚障礙，最大的禍首就是化妝品，使用化妝品的消費者或許也要有自我防衛、自行負責的觀念。只不過，化妝品的成分標示無論有害、無害，一次列舉出數十種物質，而且有些物質明明相同，不同廠商的標示名稱卻不一樣，對一般消費者來說，實在不容易辨別，建議各位在判別時，可以參考本書附錄中的化學物質名稱。

專欄 ⑭ 已標示的有害化學物質4——化妝品1

洗面乳	
合成界面活性劑	甘油硬脂酸
保濕劑	聚乙二烯（PEG-O）
抗氧化劑	乙烯二胺四醋酸、乙烯二胺四醋酸鹽（EDTA、EDTA-2Na、EDTA-4Na）、2,6-二叔丁基對甲酚（BHT）
化妝水、乳液、乳霜	
合成界面活性劑	烷基硫酸鹽、聚氧乙二醇烷基乙醚（AE）
保濕劑、乳化劑	丙二醇（PG）、二乙醇胺（DEA）、三乙醇胺（TEA）
油性原料	流動石蠟 有引發皮膚障礙的可能性和致癌物質的嫌疑。
殺菌劑、防腐劑	安息香酸、安息香酸鹽、鄰苯基苯酚（OPP） 會腐蝕皮膚黏膜，有變異原性和致癌物的嫌疑。
抗氧化劑	乙烯二胺四醋酸、乙烯二胺四醋酸鹽（EDTA、EDTA-2Na、EDTA-4Na）、2,6-二叔丁基對甲酚（BHT）
香料	有可能使用合成香料，但往往未標示物質名稱。
UV防曬化妝水	
紫外線吸收劑	乙基尿刊酸、二苯酮（二苯甲酮） 有環境荷爾蒙嫌疑。
保濕劑、乳化劑	丙二醇（PG）、二乙醇胺（DEA）、三乙醇胺（TEA）
油性原料	流動石蠟
殺菌劑、防腐劑	安息香酸、安息香酸鹽
抗氧化劑	乙烯二胺四醋酸、乙烯二胺四醋酸鹽（EDTA、EDTA-2Na、EDTA-4Na）、2,6-二叔丁基對甲酚（BHT）

化妝水、乳液中經常採用的有害化學物質，包括潤濕劑丙二醇（PG）、己二烯酸；防腐劑安息香酸；抗氧化劑乙烯二胺四醋酸鹽、2,6-二叔丁基對甲酚（BHT）、丁羥甲醚（BHA）等。這些物質的名稱較長不易記憶，共通點則是使用感良好，並用於維持產品的形狀穩定。

在全身上下，臉部角質層算是較薄的，因此經皮吸收率高；加上化妝水、乳液中含有油分，更加容易吸收。此外運輸媒介丙二醇會幫助其他物質滲透，也會使人們承受更多經皮毒的障礙。化妝水與乳液在用後不會洗去，而是一直塗抹在臉上，等於讓皮膚保持被化學物質侵襲的狀態，之後還在其上塗抹一層含有害物質的粉底，簡直是有害物質的疊疊樂。

這些有害物質除了引發皮膚障礙，還有導致黏膜障礙、腎、肝功能障礙、哮喘及鈣質缺乏症等可能性。而2,6-二叔丁基對甲酚、丁羥甲醚是致癌物質，不但有致癌的危險性，而且還可能造成脫毛或突變。

最具毒性的焦油系色素

在化妝品中，最有害的就是焦油系色素。這類色素已經禁止用於製造食品，廠商卻毫不猶豫地用以生產化妝品。學界發表的論文指出，口紅使用的紅色二〇二號等焦油系色素，有導致接觸性皮膚炎與皮膚癌的危險性。由於嘴唇幾乎沒有角質層，因此經皮吸收率極高，如果吞食脫落的口紅，則成為經口攝取，因此早有人警告口紅中使用的化學物質具有害性。

「不掉色口紅」的祕密

近年常看到口紅以標榜「不掉色」作為宣傳口號，所謂的「不掉色」，是因為產品中調配有高分子物質做為覆蓋劑，將口紅包覆在嘴唇上。然而，這代表口紅會長時間附著於嘴唇，危險性因此大為增加，有報告指出，在使用「不掉色口紅」後，會發生嘴唇異常乾燥、粗糙等症狀。這固然是節省補妝時間的方便產品，但從預防經皮毒的角度看來，還是該盡量避免使用。

粉底與眼影的傷害

粉底與眼影也會使用焦油系色素，由於這些產品是使用在以化妝水提升過吸收率的皮膚，因此可能引發障礙，另外，眼瞼的角質層也只比嘴唇厚一點點。至於粉底中常用的高陵石、甲醛是顏料與接著劑，會妨礙皮膚的呼吸，使得皮膚衰弱，成為皮膚粗糙的要素。

做為乳化劑使用的合成界面活性劑「烷基苯磺酸鹽」（ABS），具有細胞毒性效果，會破壞皮膚的皮脂膜，讓焦油系色素等有害化學物質更容易入侵人體，消費者必須格外留意含有烷基苯磺酸鹽的化妝品。

與丙二醇有相同效果的二乙醇胺（DEA）、三乙醇胺（TEA），常用於製造清潔霜、清潔油、粉底、眼線、眼影等產品，可能在體內生成致癌物質亞硝基化合物。在家用清潔劑中，這些物質已經少有配方採用，如今依舊用於製造化妝品。

ＵＶ化妝品也有「經皮毒」風險

臭氧層遭到破壞，使紫外線對皮膚造成的傷害度受注目，市面上也因此出現多種阻擋紫外線的防曬化妝品。簡稱為ＵＶ的紫外線，大致可分成UV-A、UV-B、UV-C三種。其中UV-A會對美拉寧色素產生作用，促使肌膚變黑、老化；UV-B會使皮膚產生紅斑，是造成斑點、雀斑的原因；能到達地表的UV-C數量並不多，因此防曬對策主要在預防UV-A與UV-B。

防曬化妝品會標示SPF數值，代表其防止紫外線的能力，數字越大，則防止效果越好。在一般日常生活中，只需使用SPF數值在10左右的產品就好。

有防護紫外線效果的化妝品，會使用乙基尿刊酸做為紫外線吸收劑。這種物質會減低生物的免疫力，引發過敏反應，而且可能是致癌物質。另外同樣做為紫外線吸收劑的二苯酮，則已被認定為環境荷爾蒙。紫外線造成的障礙固然恐怖，防曬化妝品卻有產生經皮毒的危險，消費者應當避免使用SPF值過高的產品。

經皮毒小常識

注意：部分國外化妝品含有甲醛

海外的部分化妝品（化妝水、乳液、粉底、香水等）會為了提升儲存性而使用甲醛。甲醛有引發強烈過敏反應的可能，又有致癌嫌疑，還是「病態建築症候群」的原因物質，在日本受法規嚴格限制使用。

專欄 ⑮ 已標示的有害化學物質5——化妝品2

粉底、眼影	
油性原料	流動石蠟
殺菌劑、防腐劑	安息香酸、安息香酸鹽、鄰苯基苯酚（OPP）
抗氧化劑	乙烯二胺四醋酸、乙烯二胺四醋酸鹽（EDTA、EDTA-2Na、EDTA-4Na）、2,6-二叔丁基對甲酚（BHT）
著色劑	焦油系色素（青色～號、黃色～號等）
口紅	
油性原料	流動石蠟
抗氧化劑	乙烯二胺四醋酸、乙烯二胺四醋酸鹽（EDTA、EDTA-2Na、EDTA-4Na）、2,6-二叔丁基對甲酚（BHT）
著色劑	焦油系色素（紅色二〇二號、紅色二〇三號、紅色二三〇四號、紅色二二三號、橙色二〇三號等） 口紅中使用的焦油系色素以容易引發過敏聞名。焦油系色素有破壞蛋白質的作用，滲透到皮膚後將殺死細胞。為了補強受損的表皮，美拉寧色素會分散到表皮，結果造成皮膚斑點。
香水	
溶劑	乙基氟他胺酸 有環境荷爾蒙疑慮，也是指甲油的溶劑。
香料	香豆素、二甲苯麝香 香料成分往往不標示，有使用其他有害化學物質的可能性。

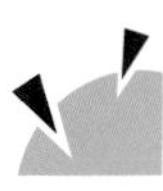

芳香劑美化空間卻有損健康

能成為香料的芳香劑，不僅用於化妝品，甚至擴及所有家用品。然而聽起來無害的「香料」，卻也深藏著經皮毒危機。

以人工合成物質調製

芳香劑的原料是由植物、動物、礦物等直接萃取所得，不過產量有限，以廉價的人工合成物質調製的產品開始增多。由於只需稍加變動化學結構，就能研發出新的芳香劑，對生產廠商來說也比較方便。

芳香性化學物質有丁香酚、異丁香酚、肉桂醛、桂皮醇、安息香酸等，經皮吸收後會引發過敏反應。此外，這些物質不但具有致癌性，還會影響內分泌系統，尤其十二歲以下的兒童對芳香性物質的感受性強烈，很容易引發過敏反應。

有孩童的家庭，尤其是家中有嬰幼兒，應該格外留意含有芳香劑的產品。兒童的體重比成年人低，身體的表面積也較小，因此，在接觸化學物質時，兒童的吸收濃度理所當然會比成年人高。即使是家用清潔劑或洗髮精、潤絲精等隨即清洗的產品，每天使用還是可能引起過敏反應。

經皮毒小常識

香豆素與二甲苯麝香

有一種芳香劑叫做香豆素，香氣類似香草，廣泛使用於化妝品、香水、香皂。香豆素的經皮吸收速度極快，一旦進入皮膚，就會在不經代謝、分解的狀況下巡迴全身。香豆素若在人體內遇到維生素K，便會阻礙血液凝固，基於這項特性，如果長期持續使用含香豆素的產品，很有可能引起慢性的血液不易凝固問題。

另外，有一種化學物質二甲苯麝香，會發出類似麝香的香氣，一般而言會用於調配香皂、香水、潤滑油等，經動物實驗證明是致癌物質。二甲苯麝香的經皮吸收速度不算快，但如果每天持續使用潤滑油等大範圍使用的產品，危險性也會隨之增加。

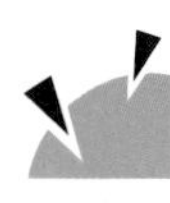

全方位使嬰幼兒遠離經皮毒

別以為使用「弱酸性」、「低刺激性」的嬰兒用品，就能保護嬰兒的肌膚。嬰兒用的清潔劑、乳液、潤滑油、沐浴劑，也同樣添加了有害的化學物質，也有許多商品中添加了合成界面活性劑。

化學物質如何殘害嬰兒的健康？

嬰兒的角質層尚未發育完畢，因此對化學物質的經皮吸收率相當高。此外，由於器官尚未發展成熟，流入血液的經皮毒不易由肝臟代謝，容易殘留、累積在體內，因此產生過敏反應或皮膚障礙的孩童一直在增加。另外，近年來有個新現象，就是胎兒在母親體內遭到化學物質污染，使得許多新生兒有先天異位性皮膚炎。

新生兒對有害化學物質缺乏抵抗力，是廣為人知的事實，不過大眾從未想過經皮吸收引起的障礙會如此嚴重，因此政府才會准許嬰兒用品使用對皮膚刺激較小的化學物質。然而，這些合成化學物質儘管尚未證明有害，也不表示真的毫無害處，有些學者甚至表示，應該不讓新生兒接觸任何化學物質。

新生兒該避免哪些產品？

面對剛出生不久的嬰兒，應當盡量避免使用合成界面活性劑或丙二醇的產品。各位家長請別受廣告詞左右，試著尋找不含合成界面活性劑的傳統香皂。

濕紙巾

我們平常使用的濕紙巾也使用了丙二醇。這種產品能隨時保持溼潤狀態，卻又不會發霉，就是因為利用了化學物質的保溼效果。同樣地，用來幫嬰兒擦屁股的紙巾中也含有丙二醇。本書曾一再提及，丙二醇的滲透力強，會將其他化學物質一併運輸到體內，而且丙二醇的毒性也相當聞名。嬰兒的臀部經皮吸收率原本就高於成人，再加上每天用化學藥劑擦拭，可想而知有多麼危險。

嬰兒濕紙巾中，除了丙二醇以外，還添加了合成界面活性劑和乙烯二胺四醋酸鹽等物質。合成界面活性劑會引發細胞毒性，有造成內臟障礙的危險，乙烯二胺四醋酸鹽則可能引發黏膜障礙或哮喘、鈣質缺乏症，乃至於血壓降低或肝功能障礙等。

嬰兒潤膚油

因為嬰兒的皮膚容易乾燥，嬰兒潤膚油長期以來一直是常用商品，由於產品的低刺激性，使得有過敏反應或皮膚較差的成人也樂於使用。然而調查大型廠商推出的嬰兒潤膚油可以發現，其中確實沒有對皮膚刺激較強，或容易引發過敏反應的物質，可是卻含有數種合成界面活性劑，還包含丙二醇及乙烯二胺四醋酸鹽等。

考量到經皮吸收的害處，讓人實在不敢建議對新生兒使用含有這些物質的嬰兒潤膚油。其實健康的嬰兒肌膚，並不需要以潤膚油補充油分，如果嬰兒患有異位性皮膚炎等皮膚疾病，建議各位立即尋找專業醫師診治。

嬰兒用沐浴劑

已經有專家指出，嬰兒用的沐浴劑也有危險性。首先要告訴各位的是，絕大多數的產品中都使用了丙二醇，而泡熱水會使皮膚表面溫度上升，進而提升經皮吸收率，吸收到更多化學物質，讓嬰兒泡在這種浴缸裡，等於是加速讓嬰兒感染經皮毒。另外，目前的自來水含有大量氯氣殺菌劑，足以讓有過敏症的人感到刺激，而這些有害物質在沐浴劑的幫助下，更容易經皮吸收。

幫嬰兒沐浴時，最好能準備不太燙的熱水，以不刺激嬰兒的方式輕輕擦拭身體。如果要使用香皂，請選擇不含合成界面活性劑的產品。

全面防堵經皮毒

相信各位已經知道，新生兒或嬰幼兒的皮膚，要比成年人更易受經皮毒影響。要讓孩子的皮膚接觸日用品時，必須格外小心——

● 衣物上可能殘留洗衣精。

● 尿布、貼身衣物、圍兜等直接接觸皮膚的衣物所殘留的洗衣精，可能經皮吸收，引發紅腫等皮膚障礙。可能的話，最好能使用不含合成界面活性劑的洗衣精，至少要留心不使用螢光漂白劑或衣物柔軟精。

● 對於嬰兒使用的奶瓶或餐具也要格外注意。如果有廚房清潔劑殘留在上面，就可能經口攝取到有害物質。此外，如果使用塑膠製（聚碳酸酯樹脂）餐具，在盛裝高溫熱水時也有溶解出環境荷爾蒙的危險。

嬰兒暴露在許多有害化學物質的威脅下，而反過來說，就是因為一出生就遭到大量化學物質侵害，現代的兒童才會有這麼多異位性皮膚炎、過敏症的病例。

經皮毒小常識

選購嬰兒用品的注意事項

嬰兒用品中除了丙二醇之外，還可能使用乙烯二胺四醋酸鹽、安息香酸等有害化學物質。選購新生兒用品時，與其尋找「低刺激性」，不如尋找「全天然」產品較佳。

專欄 16 已標示的有害化學物質6——嬰兒用品

嬰兒潤膚油	
合成界面活性劑	甘油硬脂酸
保濕劑、乳化劑	丙二醇（PG）
抗氧化劑	乙烯二胺四醋酸、乙烯二胺四醋酸鹽（EDTA、EDTA-2Na、EDTA-4Na）、2,6-二叔丁基對甲酚（BHT）
嬰兒香皂	
合成界面活性劑	烷基硫酸鹽、十二烷基硫酸鈉（SLS）、月桂醇硫酸鈉
保濕劑、乳化劑	丙二醇（PG）
抗氧化劑	乙烯二胺四醋酸、乙烯二胺四醋酸鹽（EDTA、EDTA-2Na、EDTA-4Na）
嬰兒用沐浴劑	
保濕劑、乳化劑	丙二醇（PG）
嬰兒用濕紙巾	
保濕劑、乳化劑	丙二醇（PG）
殺菌劑、防腐劑	安息香酸、安息香酸鹽
抗氧化劑	乙烯二胺四醋酸、乙烯二胺四醋酸鹽（EDTA、EDTA-2Na、EDTA-4Na）

濫用醫療用品的危險性

「藥品」即是「風險」，藥效與異物是一體兩面。使用醫藥時不僅要遵從用法、用量，改善威脅到日常生活的症狀之後，重要的是必須立刻停止服用。請大家遵照醫師的指示或處方，避免濫用藥物。

「天下藥最毒」，醫藥之中也會添加有害化學物質。內用藥中有穩定劑、防腐劑；兒童用糖漿則有著色劑、人工甘味料。基於醫藥的特性，藥品中不時會使用禁止作為食品添加物的材料。

外用藥常含有安息香酸

在外用藥之中，也含有用於日用品的經皮毒物質。軟膏、眼藥、濕布使用安息香酸做為儲存劑，安息香酸會對眼睛、鼻腔、口腔、喉嚨等黏膜組織造成障礙，大量攝取則會產生過敏症、痙攣、運動失調等症狀。持續使用這些外用藥，則有可能產生障礙症狀。

足癬藥和濕布也要小心

足癬藥和濕布之中，使用2,6-二叔丁基對甲酚（BHT）、丁羥甲醚（BHA）做為抗氧化劑，這些藥劑有引發皮膚障礙的可能性，據說也是致癌物質。2,6-二叔丁基對甲酚有引發突變的可能，而丁羥甲醚則有環境荷爾蒙的嫌疑。這兩種藥劑在實驗之後被發現，同樣會使田鼠產生異常行為。由於上述的危險性，日用品廠商也漸漸不敢使用這些材料。

醫藥與食品不同，是與生命立即相關的產品，因此對效果、安全性與穩定性有嚴格的規定。為了維持品質，也為了有效率的發揮藥效，製作醫藥時會設法提升其吸收率，因此會使用許多禁止用於食品的化學物質。

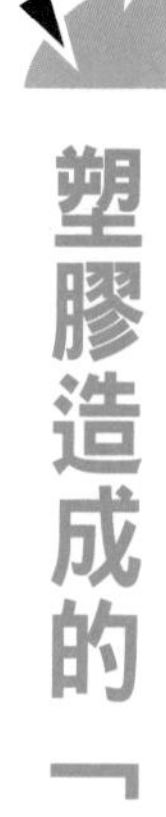

塑膠造成的「經皮毒」

塑膠製品漸漸成為日常生活中不可或缺的一部份，也一樣是從石油中提煉的合成物質。然而塑膠製品的廢棄處理是一項重大問題，產品的自然分解性差，更難以回歸自然。

塑膠毒性也會經皮吸收

保鮮膜等「聚氯乙烯樹脂」製品或「氯乙烯樹脂」製品，在焚化處理後會產生戴奧辛。有鑑於此，社會開始重新審視寶特瓶回收等環境問題，準備改變對塑膠材料的處理態度。

塑膠製品含有酚甲烷

塑膠製品是每天可見的用品，但只怕很少有人知道，塑膠本身的毒性也會經皮吸收。實際上，聚碳酸酯樹脂製的餐具及浴缸的塑膠，均含有酚甲烷，會經皮吸收。酚甲烷會在攝氏七十度左右的溫度開始溶解，亦即如果在餐具裡裝熱湯，酚甲烷就有可能溶解到湯裡。浴缸同樣也是盛裝熱水的器材，雖然使用溫度沒有那麼高，但也無法保證不會造成酚甲烷溶解。如果我們在浴缸裡使用促進滲透力的沐浴劑，讓合成界面活性劑破壞角質層，那就充分滿足了經皮吸收的條件。

酚甲烷是致癌物質

酚甲烷是致癌物質，如果吸收到體內，會累積在器官中，有引發癌症的危險。此外，酚甲烷也已經被認定為環境荷爾蒙，作用類似女性荷爾蒙雌激素，而雌激素作用有可能威脅生態體系，是最為可怕的環境荷爾蒙。

目前已有雌激素作用造成野生動物雌性化的實例，而人類如果暴露在這類環境荷爾蒙下，女性會產生子宮內膜增殖和乳腺增殖作用，男性據說則會出現女性化的乳房。不管怎麼說，環境荷爾蒙可能對性發育產生重大障礙，打算生兒育女的女性必須充分留意酚甲烷的經皮吸收、經口攝取問題。

保麗龍含有致癌物質及環境荷爾蒙

用於保麗龍原料、泡麵容器的聚苯乙烯，含有致癌物質及環境荷爾蒙——苯乙烯單體及苯乙烯二倍體。研究指出，苯乙烯是脂溶性物質，在微波爐加熱等高溫條件下會產生溶解效果。溶解後的苯乙烯不但有經口攝取的可能性，接觸到溶解有苯乙烯的液體時，也有經皮吸收的危險性。

身上穿戴的也不安全

就像塑膠製品的有害物質會經皮吸收，固態物質成分也有經皮吸收引發障礙的例子。我們日常穿著的衣物，是由天然纖維（麻、棉、蠶絲、羊毛、安哥拉山羊毛、喀什米爾羊毛、阿爾帕羊毛等）與化學纖維（尼龍、維尼隆、聚酯纖維、聚氨酯、壓克力等）製成的。有異位性皮膚炎或過敏體質的人，接觸這些衣物時都有可能產生過敏反應。

棉製品的過敏反應案例少，是比較安全的材料。家中若有過敏體質的人或嬰幼兒，儘可能選擇安全衣料也非常重要。尤其貼身衣物接觸皮膚的時間長，應該充分留意。

天然橡膠引起的過敏

最近，有所謂的「植物膠乳過敏」，對天然橡膠起過敏反應的案例正在急速增加中，尤其以平日較常接觸橡膠手套的醫療人員、病患、橡膠製造業者等病例為最。橡膠過敏多半呈現即時症狀，甚至有急性休克全身型過敏性反應的例子。有些人前往牙科接受治療時，光是接觸醫師的橡膠手套，嘴唇就開始腫起；也有人到醫院打點滴時，接觸橡膠帶的地方會長出蕁麻疹；有過敏反應的兒童甚至連橡膠氣球都無法接觸。

人們為何會對天然橡膠產生過敏反應？其原因至今尚未釐清，學界認為可能是植物為了自保而產生了防禦蛋白質。學界對此的假設是，採集天然橡膠時必須割傷橡膠樹的樹皮，這時橡膠樹為了自保會分泌防禦蛋白質。而人工栽培的橡膠樹為了能多採收些液體，會刻意割傷樹皮，有時甚至會投與植物荷爾蒙，因此樹木會分泌過多的防禦蛋白質。

經皮毒小常識

橡膠水果症候群

病人一旦產生橡膠過敏症狀，也會對其他植物的防禦蛋白質同樣有反應，而產生過敏症狀。目前已知的過敏來源有香蕉、奇異果、胡桃、酪梨、木瓜、番茄、葡萄柚、馬鈴薯、哈蜜瓜、無花果、花生等，以水果類居多。對這些植物產生過敏反應的現象就總稱為「橡膠水果症候群」。

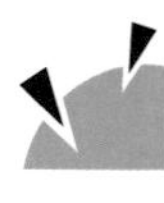

病態建築與校舍症候群

建築物或建材含有的化學物質對人體的影響，近年來也開始受到注意。化學物質的吸收途徑，可分成吸入建築物內部的揮發性化學物質，以及空氣中的化學物質附著在衣物後，由皮膚吸收的途徑。

病態建築症候群

所謂「病態建築症候群」，據說是複合污染造成體內累積大量的有害化學物質。現在的建材為了提升防災、防火、隔熱效果，因此密閉性高，新建的公寓、透天獨戶住宅因而在狹隘的空間內形成極端的密閉空間。抵抗力較差的兒童、老人，以及長時間待在家中的主婦因而會產生總稱為「病態建築症候群」的障礙。

病態建築症候群一旦發作，光是接觸到化學物質，就會引起呼吸不全、心悸、心律不整、發汗、痙攣等症狀，嚴重時甚至會死亡。病態建築症候群沒有特效藥可治，除了住在沒有化學物質的地方，治療方法只有穿著類似太空服的服裝，過著不接觸化學物質的生活。

病態校舍症候群

相對的，「病態校舍症候群」則是在使用比一般家庭更廉價的建材所修建的中小學裡，因有害化學物質而導致的症狀。廉價建材會散發更多的有害化學物質，危險性比病態建築症候群更高。孩童上學後，為了聽講必須整天待在教室裡，而且對化學物質的抵抗力弱，在這種環境中引發障礙的可能性更高。這種病的症狀與病態建築症候群相同，對化學物質也會異常過敏。

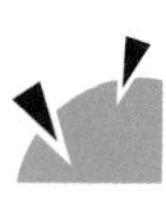

農藥與殺蟲劑所發揮的毒性

農藥與殺蟲劑會妨礙昆蟲與植物體內的代謝系統化學反應，因而發揮效果，理所當然對人與動物也會發揮毒性。請記得：天底下沒有只對害蟲與雜草有效，而對作物和人類、乃至自然環境無害的理想物質。

過動症和殺蟲劑有關？

基本上，農藥和家用殺蟲劑使用的物質是一樣的，而且同樣會對身體造成重大障礙。有些家用殺蟲劑使用致癌物質，會引起神經障礙、生殖異常、免疫力低落等症狀，尤其對化學物質缺乏抵抗力的兒童，更是會受到毒性強烈影響。有人認為近年來兒童的過動症（情緒不穩定、注意力散漫、容易發脾氣），就是腦神經異常造成，而家庭與學校使用的殺蟲劑毒性，可能就是原因之一。

農藥最終造成水質污染

在市場上看到的蔬菜，沒有蟲咬的痕跡、也沒有變形，整整齊齊的排列在展示櫃裡。蔬菜的外觀能這樣整齊好看，也是因為大量使用農藥。噴灑農藥使農民可以期待不易失敗又穩定的出貨量，對青果的大量生產與出貨來說，算是不可或缺。

然而，農藥的毒性也引發了嚴重問題。利用遙控直升機噴灑農藥的結果，使得農藥業者、鄰近居民、周邊地區土壤及水質都遭受污染，四散的農藥會透過呼吸管道、遭污染的土壤或建築物經皮吸收進入人體。堆積在土壤中的農藥會受雨水沖刷，對附近的河川造成水質污染，住在遭污染河川裡的水生動物也跟著受到農藥的毒害。此外，使用農藥栽培的蔬菜會殘留農藥，人們食用後也跟著吸收，這項問題正侵蝕著我們健全的飲食生活。

農藥與殺蟲劑引發的三大類障礙

急性中毒

在使用農藥時發生的急性中毒，會在幾個鐘頭內顯現症狀。至於症狀會隨使用的農藥而異，有呼吸臭（酒精味、大蒜味等）、意識障礙、發紺、唾液分泌過多、呼吸困難、體溫上升、縮瞳孔（有機磷藥劑的特殊症狀，引起視野狹窄）、發汗、眼睛痛、接觸性皮膚炎、痙攣等。急性中毒不僅發生在農藥工廠、農家、農藥業者，還會殃及周邊居民。含有百滅寧、二氯松的家用殺蟲劑，也會引起這些障礙。

慢性中毒

除了平常使用農藥的農民、業者，空氣中的農藥也會使居住在都會裡的居民一樣受到影響。走遍日本各地，應該都看得到農藥慢性中毒症狀，包括容易感冒、生理不順、自律神經失調、異位性皮膚炎等，與日常生活的健康障礙有密切關係。

流產、先天異常、致癌

經動物實驗證實，農藥中含有致癌物質，持續慢性中毒後，會對人體引發致癌作用。

此外，有學者指出部分農藥可能對人類的遺傳因子、DNA造成損害，一旦DNA受損，就容易流產，也易於生出先天異常的兒童。這也是持續慢性中毒所引起的現象。一旦發生先天異常，毒性還會延續到下一代。

經皮毒小常識

農藥含有環境荷爾蒙

農藥造成的另一項重大問題，在於其中含有會對生物內分泌造成不良影響的干擾物質，也就是俗稱的環境荷爾蒙。有許多農藥已經被認定為環境荷爾蒙，其中尤以DDT更已出現重大傷害報告。DDT是會引起雌激素作用的環境荷爾蒙，導致野生動物的雌性化及胎兒的先天異常。毒性強烈的DDT目前已無人使用，然而其自然分解性差，至今還殘留在遭受污染的土壤裡。

農藥與殺蟲劑會從吸入、經口攝取、經皮吸收三種途徑進入人體，其毒性會引起呼吸障礙、神經障礙，甚至於致癌性、DNA損傷等問題，環境荷爾蒙作用更可能破壞生態體系。考量農藥的壞處之後，我們是否該創造一個不需要農藥與殺蟲劑的社會？

專欄17 農藥的化學結構及用途

化學結構	用途及成分
氨基甲酸酯（鹽）系	做為殺蟲劑與除草劑使用。容易產生致癌物質亞硝基化合物。有免賴得、（Benomyl）丁基滅必蝨（BPMC）等。
抗生素	做為殺菌劑使用。有產生耐性菌的可能。有嘉賜黴素、鏈黴素、克林達黴素等。
二硫代氨基甲酸（鹽）系	做為殺菌劑使用。有亞乙基雙二硫代氨基甲酸鋅、秋蘭姆、代森錳等。
多溴聯苯醚系	做為除草劑使用。某些產品化的物質中含有戴奧辛雜質。有甲氧基護谷、比芬諾、全滅草（CNP）等。
三氮六環系	主要做為除草劑使用。有草脫淨、氰乃淨、草滅淨等。
苯氧乙酸系	做為除草劑使用。原料中使用氯化苯氧乙酸系，因此可能含有戴奧辛雜質。有MCT、245-T等。
有機氯系	做為殺蟲劑、殺菌劑、除草劑使用。是環境荷爾蒙的代表性物質。有地特靈、BHC、DDT等。
有機錫系	做為殺菌劑使用。會引發蚵岩螺的性變異。有氫氧化三環錫、氧化三丁基錫等。
有機磷系	主要做為殺蟲劑使用。與沙林和VX毒氣等化學武器有相同的結構。有大利松、馬拉松等。

Chapter 4

有害化學物質破壞生態

多種可怕的化學物質，不僅危害器官正常運作，更會影響胎兒的智力發展和神經系統，造成「累世毒性」，甚至威脅地球的生命。

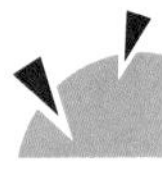

我們正在接受人體實驗

為了追求舒適的生活，新的化學物質不斷問世，據說至今為止人類創造的化學物質約有一千兩百萬種。而這些物質每天從口腔、肺臟，還有皮膚，進入並累積在人體裡，其中有許多物質確實會侵蝕身體健康。

你我都是化學物質的實驗品

即使不確定有害與否，生活中還是有許多物質很可能是危險物。畢竟等到化學物質產生障礙，必須花費漫長的時間，而等到結果出爐，也是已實際發生傷害，經過調查、驗證之後的事了。也就是說，我們是為了調查、驗證化學物質的有害性，正在接受人體實驗的受試者。

難道我們可以慢慢等待實驗結果嗎？我們能放任可憐的犧牲者不管嗎？即使還沒有產生結果，我們的身體也正在累積化學物質。問題還不僅是我們的身體，有害化學物質正在全球不斷累積，甚至威脅地球的生命。

地球的生命飽受威脅

地球的生命受到威脅？相信各位讀者對這點也充滿危機意識。異常氣象的記錄年年更新、瀕臨絕種的動物急速增加；二氧化碳的增加引發全球溫室效應，北極與南極的冰山溶解，使得海面逐年上升……這些環保問題都是人類引起的，風水輪流轉，最後問題還是回到我們身上。

我們使用含有化學物質的製品，也就等於把同量的化學物質拋棄在地球上。換句話說，每當我們購買一項含有化學物質的產品，就是把這麼多的化學物質留在地球上。而當我們期望有更方便的產品時，又會繼續創造新的化學物質。

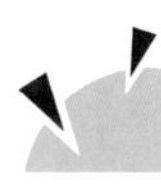

家庭廢水造成的水質污染

會引發經皮毒的化學物質所製造的日用品，也是引發環境污染的原因之一。家庭廢水中含有合成清潔劑等多種有害化學物質，而其造成的環境問題，水質污染只怕是最嚴重的了。

家庭廢水破壞生態

日用品中最常用的合成界面活性劑，在使用後被清水沖刷，大量以家庭廢水的形態流入河川，最後流入海洋。我們每天用帶有合成界面活性劑的藥劑洗衣服、洗餐具、洗澡，每個人的用量雖然只有一點點，卻有成千上萬的人天天在使用。化學物質就在這種狀況下，漸漸污染河川與海洋。

小溪與水田裡再也看不到青鱂或鯽魚等小型動物，應該也是因為家庭廢水帶來的水質污染——流入河川與海洋的有害化學物質會進入魚類體內，使魚類遭到毒性侵蝕。

微生物的消失引發生態危機

不只是魚類，化學物質的毒性也會讓棲息在水中的許多微生物死亡。在污水處理廠淨化污水的細菌，曾經因為合成界面活性劑等有害化學物質而全數死亡，失去淨化作用。微生物也是生態體系的一份子，對我們的生活影響甚鉅；微生物的死亡雖然無法用肉眼確認，這其中卻蘊含著重大的危機。例如與微生物共存的水棲生物也面臨存亡的問題。也就是說，一旦水中微生物消失，全球的生態體系也會大為動搖。

另外，焚化處理也會污染空氣。化學物質一經釋放，多半不會分解，而會以原有的狀態留在自然界。

自來水再也不安全了？

有害化學物質危害益菌

水質污染也會對我們使用的自來水造成重大影響。想必有許多人覺得自來水有些氯味，這是為了要去除許多有害物質，水公司只好增加氯氣的用量。有害化學物質自然會流入自來水的儲水池裡，不但使儲水池含有大量化學物質，也導致能殺害有害細菌的益菌死亡。為了淨化年年增加的有害性生水為自來水，水公司不得不增加氯氣的用量。

像日本這樣能直接飲用自來水的國家並不多，然而日本的自來水水質也在年年惡化中。近來，使用濾水器、或購買瓶裝礦泉水飲用的家庭為數不少，原本日本的自來水水質傲視全球，如今這項傳奇也漸漸走入歷史。我們也不希望讓孩童直接飲用自來水，不過在公園和學校還設有飲用水龍頭，這恐怕會是令人憂心的問題。

受污染的自來水有多毒？

某些有過敏症或過敏體質的人，光接觸自來水或洗澡，就會引起皮膚炎、皮膚粗糙等症狀。而另一項更恐怖的報告是：曾有人將青鱂放到洗過米的自來水中，竟然沒有一條能存活。這應該是自來水本身的毒性，混合了白米中的農藥，導致青鱂的死亡。據說如果這些洗米水成為家庭廢水，一公升洗米水必須用六百公升的清水稀釋，才可能讓魚類在其中存活。

如今，自來水已經面臨多重污染，以往能安心飲用的自來水讓人開始擔憂的原因之一，就是日用品中的化學物質所造成的水質污染。

有機水銀與有機錫污染

工業廢水經雨水沖刷後，便累積在生存於河川與海洋中的魚類體內，之後再進一步讓食用魚類的人們，飽受有害化學物質的危害。

近海魚類受到水銀危害

流入海中的有害化學物質，會從魚類的口腔、魚鰓流入體內並累積，使得魚類也遭到污染。日本近海的魚類因為受到家庭廢水、工業廢水的污染，因此在體內累積了許多化學物質。

水銀引發腦及神經組織的損傷

在近海的底棲魚類金目鯛、鰈魚，以及攝食這些魚類的鯊魚、梭魚體內檢驗出有機水銀的事件，讓人記憶猶新。有鑑於這個現象，日本內閣厚生勞動省發出警告，要孕婦避免食用水銀中毒的魚類。有機水銀過去曾在日本引發重大公害水俣病，會造成記憶力與判斷能力衰退，引發腦功能障礙。尤其如果進入胎兒或嬰幼兒體內，只要極少量就能造成神經組織損傷。

進入母體的水銀，會透過羊水與臍帶被胎兒吸收。胎兒完全仰賴母體攝取成長所需的營養，即使其中含有毒素也會一併吸收。因此，如果孕婦食用遭污染的魚類，代表會讓毫無防備的胎兒直接遭受水銀毒害。一般認為水銀污染的主要來源不是家庭廢水，而是工業廢水與地表的天然產物，經雨水沖刷後流入河川與海洋的結果。

有機錫污染可引發腦障礙

在冬季吃火鍋時，牡蠣是不可或缺的好菜。也因此牡蠣遭有機錫污染的問題，一度成為新聞焦點。原本有機錫是用以製作船底的塗料，避免海藻或藤壺附著在船底。然而因為有機錫有可能引發腦障礙，日本政府從一九九〇年起禁止製造與使用。不過，海外進口的魚類依舊有危險性，因為許多國家至今對有機錫還是毫無管制。

有機錫可影響鈣濃度，影響腦功能

藉由田鼠實驗，已經證實有機錫會引發腦障礙。在大腦中，有掌管記憶與學習能力的「海馬體」，含有大量的鋅，而當有機錫入侵之後，鋅的數量會明顯減少，相對的鈣質濃度則會明顯增加。原因在於鋅具有保持鈣質濃度的效果，有機錫取代了鋅的位置後，鈣質就無法維持一定濃度。田鼠因為鈣質攝取器官功能不全，記憶功能就會受損。此外，控制嗅覺的器官也有鈣質異常累積的現象。

田鼠實驗的結果，與人類腦部發生有機錫中毒時的症狀一致，會發生記憶與學習障礙及嗅覺障礙，與阿茲海默症的症狀相似。當然這不代表有機錫就是阿茲海默症的病因，不過光是海水污染可能引發腦障礙，就已經讓人膽戰心驚。

有機化合物污染的元兇

棲息在近海的鯵魚、鰮魚、真鯛等魚類體內，也有大量化學物質，其原因幾乎全來自家庭廢水。各個家庭所排放的清潔劑、潤絲精、化妝品等日用品之中，有機化合物的含量十分龐大。

具有毒性的化學物質不僅會侵害魚類的生態體系，當然也會影響到食用魚類的人類。這些毒性不僅會傷害成人，對胎兒和幼童也會產生強大作用。若從營養的角度來看，鼓勵孩子吃魚不是壞事，但現在卻要留意不讓孩童吃下太多遭受污染的魚。不過最重要的課題，還是如何儘早阻止讓魚類遭受污染。

劇毒物質戴奧辛

在威脅環境安全的化學物質中，有一部分會與其他物質結合，經過某些程序後，轉換成更為有害的物質。焚燒塑膠時產生的戴奧辛就是一例，可說是地球上毒性最強的化學物質。

戴奧辛的產生

戴奧辛會成為問題，是因為在越戰中被當成除草劑使用，到了戰後的一九七〇年代才發現其影響。在含有戴奧辛的除草劑散播的地區，日後都出生了許多畸形兒。不久後，日本也在垃圾焚化爐周邊檢驗出大量的戴奧辛。調查結果發現，大多數的戴奧辛都是產生於焚燒垃圾時，此外汽車廢氣以及重工業的生產過程中，也會產生戴奧辛。

經皮毒小常識

戴奧辛的旅行

戴奧辛在產生後會融入大氣，並沈降、累積在地表的一切物品上，之後隨雨水沖刷，流入河川與海洋，在海中由微生物的食物鏈起始，最後污染到人類食用的大型魚類。戴奧辛的特質之一，是一旦吸收到體內，就非常不易排出體外。因此，位於食物鏈上層的動物及人類，體內會濃縮累積高濃度的戴奧辛。

戴奧辛會從吸入、經口、經皮等途徑入侵人體，而據說在這其中，食用含有戴奧辛的魚類，是人體吸收戴奧辛的最大管道。

戴奧辛的危害

戴奧辛有致癌性，而且致癌率非常高。戴奧辛危險之處，即在於一旦進入體內就難以排除，從吸收到排出體外要花費十年以上。攝取到體內的戴奧辛，容易累積在肝臟與脂肪組織，引起器官障礙：

- 肝功能障礙、心肌障礙、體重減輕、脾臟萎縮無法代謝血液等症狀。

● 會影響骨髓，讓人無法製造新的紅血球，引起造血障礙。
● 引起生殖障礙，產生畸形兒。

從此可知，戴奧辛是多麼可怕的毒性物質。

戴奧辛對胎兒的影響

以越南為例，如果母體遭受戴奧辛污染，則有很高的機率生出手腳畸形或無腦症、連體嬰等畸形兒。此外，出生後的兒童也有許多腦發展障礙或精子數量減少等病例。這種現象的成因，可能是戴奧辛影響了母體的性荷爾蒙與甲狀腺荷爾蒙。最近的研究則指出，子宮內膜症與早產，也和戴奧辛引起的荷爾蒙異常有所關聯。

戴奧辛易溶入母乳

還有一項更嚴重的問題是，在母乳中也曾檢測出大量的戴奧辛。由於戴奧辛易溶入脂肪，因此容易累積在脂肪組織細胞。乳房的主要組織就是脂肪，而母乳中也含有許多脂肪，使得戴奧辛容易溶入。甚至有人說，母乳中的戴奧辛含量甚高，若把母乳排出體外，將足以幫助母親排除體內的戴奧辛。

對於體型小、幾乎沒有抵抗力的嬰兒來說，由母乳帶來的戴奧辛污染自然是重大傷害。根據報告指出，在戴奧辛嚴重污染地區，以母乳培育的嬰幼兒有許多會出現過敏反應或異位性皮膚炎。

儘管我們知道戴奧辛對嬰幼兒的污染多麼危險，不過還是建議餵食母乳，而不要以人工奶水替代。母乳中含有多種對嬰兒很重要的營養，也有助於母子之間的交流。因此，有可能孕育下一代的女性，最好能在青春期起便設法排除體內的化學物質。

經皮毒小常識

什麼是環境荷爾蒙？

在研究戴奧辛污染造成障礙的過程中，人們發現化學物質會對荷爾蒙產生影響。後來的研究結果則發現，有許多化學物質和戴奧辛相同，會對荷爾蒙帶來某些影響，這些物質就被稱為「環境荷爾蒙」，成為左右人類存續的危險物質，備受社會大眾矚目。

日本的戴奧辛排放量（g-TEQ / 年）

	來源		排放量							
			1997年	1998年	1999年	2000年	2001年	2002年	2003年	削減目標
排放至大氣	一般廢棄物焚化設施		5000	1550	1350	1019	812	370	277	310
排放至大氣	產業廢棄物焚化設施		1500	1100	690	555	533	265	161～202	200
排放至大氣	小型廢棄物焚化爐等		700～1153	700～1153	517～848	544～675	342～454	112～135	68～90	66～112
排放至大氣	火葬場		2.1～4.6	2.2～4.8	2.2～4.9	2.2～4.8	2.2～4.9	2.2～4.9	2.2～4.9	
排放至大氣	產業系產生源	造鋼用電爐	228.5	139.9	141.5	131.1	95.3	94.8	92.4	130.3
排放至大氣	產業系產生源	鋼鐵業燒結工程	135	113.8	101.3	69.8	65.0	51.1	50.8	93.2
排放至大氣	產業系產生源	鋅回收設施	47.4	25.4	21.8	26.5	9.2	14.7	8.3	13.8
排放至大氣	產業系產生源	廢棄鋁熔解設施	30.7	28.8	23.0	22.2	19.6	16.2	13.2	11.8
排放至大氣	產業系產生源	其他業種	21.8	20.9	13.3	14.2	14.7	13.6	13.6	15
排放至大氣	紙捲煙		0.1～0.2	0.1～0.2	0.1～0.2	0.1～0.2	0.1～0.2	0.1～0.2	0.1～0.2	
排放至大氣	汽車廢氣		1.4	1.4	1.4	1.4	1.4	1.4	1.4	
排放水中	一般廢棄物焚化設施		0.044	0.044	0.035	0.035	0.019	0.008	0.009	
排放水中	產業廢棄物焚化設施		5.27	5.27	5.29	2.47	1.47	0.856	0.611	
排放水中	產業系產生源		6.14	5.67	5.77	4.80	1.99	0.99	0.98	
排放水中	下水道終端處理設施		1.09	1.09	1.09	1.09	0.99	0.505	0.529	
排放水中	共用排水處理設施		0.126	0.126	0.126	0.126	0.107	0.208	0.189	
排放水中	最終處理場		0.093	0.093	0.093	0.056	0.027	0.021	0.021	
合計（對水排放）			7680～8135（12.77）	3695～4151（12.30）	2874～3208（12.40）	2394～2528（8.57）	1988～2014（4.60）	944～970（2.58）	690～796（2.34）	843～891（3～5）
與1997年比較之減少比例（%）				49.0～51.9	60.6～62.6	68.8～68.9	75.2～75.3	87.7～88.1	90.7～91.0	

資料：日本內閣環境省（2003年12月5日）

干擾健康的「環境荷爾蒙」

動物體內有各種內分泌器官，會分泌荷爾蒙物質，藉此調節特定組織與器官的功效。如果荷爾蒙作用被有害化學物質打亂，會對生物產生重大的健康障礙。

什麼是「環境荷爾蒙」？

環境荷爾蒙並非特定的物質，正式的名稱是「內分泌干擾物質」（Endocrine Disrupting Chemicals；EDCs），指的是排放在環境裡的化學物質，經人類或動物吸收到體內後，會產生與荷爾蒙相同的作用，對原有的荷爾蒙產生影響。

荷爾蒙的作用與循環

荷爾蒙有所謂的目標器官，針對特定的器官產生特定作用。構成目標器官的細胞稱作「感受體」，是任由荷爾蒙發揮作用的目的地。荷爾蒙要遇見感受體之後，才會產生目的作用，而在發揮完目的作用後，會隨代謝反應自然消失。荷爾蒙會一再重複遇到感受體、發揮作用、自然消失的循環，以調整組織的功能。

「環境荷爾蒙」如何干擾人體荷爾蒙？

然而，環境荷爾蒙會在上述的某個階段裡，擾亂荷爾蒙的作用。有的會妨礙荷爾蒙與感受體的結合，有的會妨礙荷爾蒙的移動，有的會阻止荷爾蒙消失。現在有許多環境荷爾蒙物質，因此也有正常的荷爾蒙會同時在幾個過程中遭到干擾。也就是說，化學物質的複合污染更助長了對內分泌的干擾。

內分泌器官分泌的荷爾蒙份量非常少，因此即使入侵人體的環境荷爾蒙極少，也有可能擾亂荷爾蒙的作用。一般來說，公害病要到濃度以ppm（百萬分之一公克）為單位時才會引發障礙；然而環境荷爾蒙在單位還是ppb（十億分之一公克）或ppt（一兆分之一公克）的水準時，就可能引發障礙。這不但是影響不特定多數人的毒害，還會透過胎盤或母乳影響以後的世代，是一種遺傳性的毒性。

「類雌激素作用」危害生殖系統

目前已有六十幾種化學物質被認定為內分泌干擾物質（參照241頁附錄2），不過對荷爾蒙作用造成的影響才剛進入評估階段，還沒有詳盡解析。目前最令人重視的問題是「類雌激素作用」，亦即對生殖系統造成障礙的環境荷爾蒙。目前已知會引發雌激素作用的物質，有戴奧辛、DDT、PCB、壬基苯酚聚乙氧基醇、壬基苯酚、酚甲烷等。

類雌激素作用，是一種類似女性荷爾蒙雌激素的作用。雌激素是女性卵巢分泌的荷爾蒙，會按照週期出現，與感受體產生反應，月經週期就是這種荷爾蒙的典型作用，女性的第二性徵也來自於雌激素。然而有些化學物質在進入人體後，卻會產生類似雌激素的作用，這些環境荷爾蒙會打亂天然雌激素的週期作用，造成異常的生理反應。

經皮毒小常識

阿波譜卡湖的鱷魚 & 多摩川的鯉魚

曾做為殺蟲劑用途的DDT是會引起類雌激素作用的化學物質。在佛羅里達半島上有座阿波譜卡湖，經調查發現，棲息在湖中的鱷魚（alligator）陰莖異常細小。調查之後發現，原因就在於附近的農藥公司將含有DDT的農藥直接排入湖內。

而在調查日本的多摩川鯉魚生態後發現，鯉魚的雌性比例非常高，許多雄性魚也有精巢異常的狀況。這是因為環境荷爾蒙的類雌激素作用，引發了生物的雌性化效益，而雌性化是可能造成生物絕種的重大障礙。

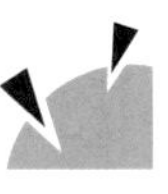

環境荷爾蒙對胎兒的威脅

男性精子數量減少，不孕病例增加、少子化趨勢越來越受關注，這些現象都與環境荷爾蒙脫不了關係。

某些調查報告不禁讓人想像起人類的危機。根據帝京大學醫學院鴨尾茂講師等人的調查報告指出，二十餘歲的日本男性精子數量，只有四十餘歲男性的一半左右。四十餘歲男性每毫升精液的平均精子數量為八四〇〇萬個，二十餘歲的男性卻只有四六〇〇萬個。而全球性的調查報告也指出，最近三十年來，男性平均精子數量從每毫升一億個減少到六〇〇〇萬個。從人類的歷史看來，這是一種驟減的現象。而精子數量減少與不孕症病例增加有所關聯，和少子化現象也脫不了關係。

類雌激素作用如何減少精子數量？

這種現象以動物的雌性化為始，是與多種環境荷爾蒙相關的複合污染結果。而其中最具影響力的，是胎兒在母體內就受到影響的先天性障礙。

「性遺傳」如何發生？

人類男性的性染色體為XY，而女性的性染色體則為XX。精子分為帶有X染色體及帶有Y染色體的兩種，當受精時，精子會與帶有X染色體的卵子結合，也就是說，嬰兒在母親肚子裡時，性別是由受精結合的精子來決定。

這就是所謂的性遺傳。受精的卵細胞會在子宮裡重複分裂並成長，如果這時嬰兒的染色體是XY，則嬰兒會準備產生男性荷爾蒙。在懷孕約三、四個月時，帶有XY染色體的嬰兒會產生男性荷爾蒙；帶有XX染色體的嬰兒會產生女性荷爾蒙，嬰兒會在這時期開始性成長。具有男性荷爾蒙，會形成精巢、輸精管；若是女性則產生輸卵管、子宮等。

類雌激素影響性形成期

環境荷爾蒙的類雌激素作用，會對性形成期造成影響。如果母親體內累積了作用類似女性荷爾蒙的類雌激素物質，則很可能妨礙男性嬰兒的男性荷爾蒙作用。如此一來，男性嬰兒在無法充分接受男性荷爾蒙作用的狀況下，會使得性發展受阻。在出生後，會表現男性性徵或女性性徵，又是很大的問題了。這種性表現與性遺傳不同，因此又稱作性的表現型。一般認為，男性表現型與女性表現型，是在胎兒期間形成的，又被稱為「腦的性分別化」。

杜絕環境荷爾蒙刻不容緩

總之，環境荷爾蒙會對胎兒造成莫大影響。如果母體內累積有害化學物質，由於胎兒只能透過母親攝取營養，有害物質會與營養素一起透過胎盤進入胎兒體內。即使對母親來說，這些有害物質份量不多，對體積小的胎兒卻影響甚鉅。

有些內分泌干擾物質，從吸收到排出體外要十年以上的時間，而且隨著吸收途徑不同（尤其是經皮途徑），還可能在血液或淋巴管內巡迴好幾年。日積月累下來的環境荷爾蒙，即使不對母體產生障礙，也可能對新生嬰兒造成無法估計的損傷。

等到懷孕以後才來注重日常生活，是絕對來不及的。因為我們平常接觸環境荷爾蒙的機會實在太多了，這已經不是母親一個人的責任問題，社會應當一同盡心為根除環境荷爾蒙而努力。畢竟從最近幾十年精子急遽減少的狀況來看，生不出小孩的時代恐怕近在眼前了。

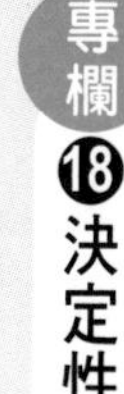

專欄⑱決定性別的機制

精子分為兩種：(1)具備22個「通常染色體」與1個X染色體；(2)具備22個「通常染色體」與1個Y染色體。另一方面，卵子則只具備22個染色體與1個X染色體。

因此若具備X染色體的精子讓卵子受精，則會形成性染色體為XX的女孩。

同樣地，若是具有Y染色體的精子讓卵子受精，則會產生具有XY染色體的男孩。亦即性別是由精子決定的。

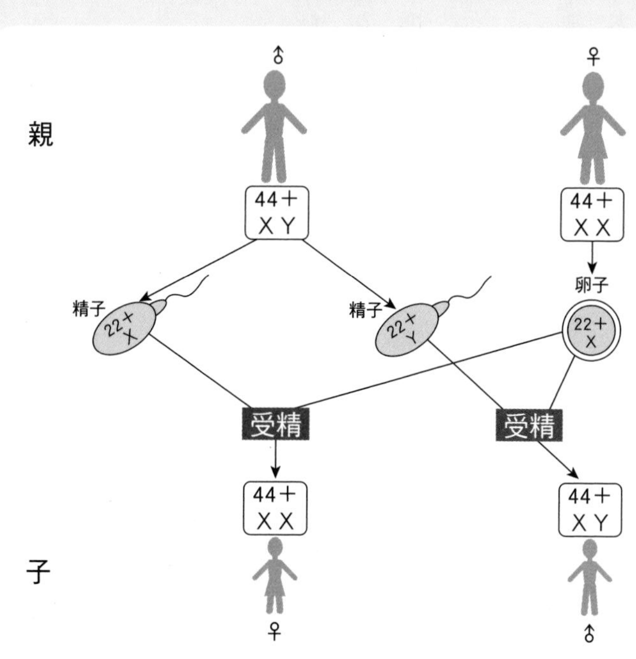

環境荷爾蒙對腦部的影響

把熱水注入以保麗龍製成的泡麵容器時，你也同時吃下了環境荷爾蒙；到底哪些物品含有環境荷爾蒙？這些環境荷爾蒙又是哪些有害化學物質？

保麗龍也會溶出環境荷爾蒙

曾有新聞報導，泡麵容器會溶解出環境荷爾蒙。容器所使用的保麗龍原料是以苯乙烯樹脂製造，這就是一種環境荷爾蒙物質。以往，大家想像不到固態物質保麗龍竟然會溶解，其實苯乙烯具有一遇到高溫就溶解的特性，當我們把熱水注入容器時，苯乙烯就會溶解到麵湯裡。在這項報導之後，泡麵廠商才開始慌忙地把容器換成紙製品。

可是，有些容器依舊是保麗龍製品，有些泡麵也仍然採用保麗龍容器。這些食品大多是在溫熱狀態下食用的，代表苯乙烯很可能隨熱湯一起入侵體內。

另外，公寓大樓使用的小型浴缸，大多採用苯乙烯搭配玻璃纖維的材質。雖說苯乙烯要在攝氏五〇度左右才會溶解，但並不表示低溫就沒有溶解的可能。人在泡熱水澡時，皮膚表面溫度會跟著上升，使皮膚更容易吸收體外物質，如果浴缸裡還加了入浴劑，丙二醇更是會發揮作用，提升吸收率。

苯乙烯可能引發過動性障礙

在我們的日常生活中，充滿了毫無抵抗吸收苯乙烯的危險性。而我們也知道，苯乙烯可能會對人體造成什麼樣的危害——詳細的情形，已經可藉由田鼠的動物實驗來證明。

為了驗證苯乙烯造成的環境荷爾蒙作用，我們向母田鼠投與苯乙烯，在檢驗出生的小田鼠時觀察到了異常的行為。一般的田鼠有成群窩在箱子角落的習性，然而，由投與苯乙烯的母田鼠所生的小田鼠，卻各自分頭行動，在箱子裡的行動距離也較長，不時會抬頭四處觀望。小田鼠這種焦躁不安的動態，與最近兒童常見的「過動性障礙」極為相似。其後我們繼續投與苯乙烯，觀察到許多田鼠也會產生學習障礙與情動障礙。

田鼠實驗的結果，當然不能全面套用在人類身上。不過既然苯乙烯會干擾田鼠的腦神經系統，平時接觸苯乙烯機會更多的人類，勢必要考慮苯乙烯對大腦的影響。

經皮毒小常識

什麼是「過動性障礙」？

「過動性障礙」是腦功能障礙的一種，症狀會發生在幼稚園到小學低年級的時期。男生的發病率較高，據說最近已經達到每個班級會有一個學童有此種障礙的比例。過動症的三大特徵是：注意力渙散、行動不沈著而好動、以及無法忍耐、行為衝動，往往對家庭與學校生活造成困擾，成為兒童發展異常的新問題。

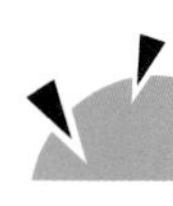

從餐具溶解出的環境荷爾蒙

在身邊的日用品中，還隱藏著一種會影響腦部的環境荷爾蒙「酚甲烷」。酚甲烷是構成塑膠的物質之一，主要用於製作聚碳酸酯樹脂餐具，在學校或公司的餐廳相當常見，然而這其中卻隱藏著健康的危機。

酚甲烷的用途

市面上有塑膠製的奶瓶，因此讓人擔憂酚甲烷對嬰幼兒的影響。酚甲烷的特性包括：

● 會溶解在七十度左右的熱水裡：因此如果用聚碳酸酯樹脂餐具裝熱食，將對健康造成危險。

● 容易溶於脂質：酚甲烷還會用於罐裝食品的覆膜劑，所以鮪魚罐頭等油份較多的罐頭裡，可能溶有酚甲烷。

酚甲烷是早在一九三〇年代就合成發明的物質。當時認為若要預防流產，必須要有雌激素藥劑，因此大力研究合成雌激素。然而酚甲烷未曾作為治療用藥，而是大量轉用於製作塑膠。如今環境荷爾蒙的類雌激素作用已經成為社會問題，酚甲烷卻還出現在公司與學校的餐廳裡當餐具，真是充滿諷刺的結局。

酚甲烷對腦部的傷害

直到學界檢驗酚甲烷為止，大家都以為化學物質會由母親的肝臟分解，不會轉移到胎兒身上，然而田鼠實驗證明，要從母親身上轉移到胎兒是很簡單的事。而且轉移到胎兒的酚甲烷，濃度要比母親體內累積的更高；還有少量的酚甲烷會入侵腦部。

在田鼠實驗中，首先向懷孕的母田鼠投與酚甲烷，在分娩後依舊持續投與，實驗目的即在於透過胎盤與哺乳，使小田鼠吸收酚甲烷。結果發現，小田鼠腦部的血清素與多巴胺等腦內傳遞物質數量減少，如果人腦內的這些物質減少，很可能會產生憂鬱症、分裂症、帕金森病等。因此，如果在懷孕與哺乳期間，母親體內有酚甲烷累積，會透過胎盤、母乳進入嬰兒體內，可能因而引發腦部障礙。

經皮毒小常識

關於苯乙烯與酚甲烷的警語

在這裡要重複強調，苯乙烯與酚甲烷，都是我們生活中每天接觸的產品所含有的物質，而這些物質可能從母親轉移到胎兒，引起先天性腦障礙、學習障礙和精神障礙等。動物實驗的結果，不一定能套用到人類身上，不過現在的孩童確實會發生原因不明的腦障礙，立刻減少使用可疑的物質，不正是預防障礙的最佳措施嗎？

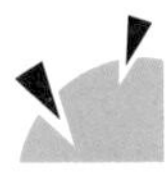

美國五大湖區的多氯聯二苯污染

不僅是苯乙烯、酚甲烷，我們還在其他多種環境荷爾蒙的威脅下度日。以戴奥辛為首的內分泌干擾物質，已在世界各地，對人類的健康造成許多無可挽回的傷害！

多氯聯二苯的毒害

不利於智力發展

在這裡要介紹一件美國的案例，說明環境荷爾蒙如何引發腦障礙。

美國與加拿大邊界的五大湖（蘇必略湖、休倫湖、密西根湖、伊利湖、安大略湖）帶來豐沛的水源，幫助了周邊地區的工業、農業發展，結果卻使水質遭受的PCB（多氯聯二苯）污染，達到全球最嚴重的地步。棲息在五大湖區的魚類，也同樣遭到PCB污染，然而多年來，從湖中捕來的鮭魚等魚類也是重要的食物，時常出現在人們的餐桌上。

調查PCB之環境荷爾蒙作用的捷克布森博士，在歷經十五年研究之後，查明五大湖PCB污染中潛藏著重大障礙的危機。根據調查表示，在懷孕的六年前起，每個月食用兩、三次由五大湖捕獲魚類的孕婦，肚臍中可以檢驗到PCB污染。也就是說，這個母親會把PCB污染轉移到胎兒身上。

目前已經確認，五大湖區遭PCB污染的母親，生出低體重、頭部過小等畸形兒的機率，比其他地區要高；此外，初生的嬰兒有許多新生兒痙攣、認知障礙、缺乏注意力和過動等異常症狀。根據後來的追蹤調查，當地兒童的平均智能也比其他地方低，十一歲時的平均智能指數只有六點二分。

可能影響神經系統

這些調查結果證明，胎兒如果透過母親胎盤，吸收到PCB等內分泌干擾物質，神經系統發展會受到阻礙；另外這些孩童在學齡期間，可能又要面臨腦發展障礙等嚴重問題。為了確認五大湖的PCB污染魚是否真的影響腦部發展，其後又進行了動物實驗。實驗持續二十天，在飼料中混入三〇%安大略湖產的鮭魚，並觀察田鼠的行動變化。在重複多次實驗、仔細分析田鼠行為後，達成下列結論：

- 學習能力並未嚴重低落。

● 某種狀況下的行動有過度反應的異常現象。亦即平常看不出來差別，但遇到精神壓力等負荷狀況時會產生過度反應。

這些實驗結果固然不能套用在人類身上，不過專家直覺指出，最近的犯罪低齡化與「容易發怒」的成人與兒童，和這項因素應有關係。

經皮毒小常識

小心PCB對發育期胎兒的傷害

《被剝奪的未來》（西亞・科爾本等人著）中，指出棲息在五大湖區的鳥類，有些鳥喙已經彎曲變形。調查五大湖環境荷爾蒙問題的科爾本指出，累積在兒童體內的PCB份量與智能低落沒有直接關聯，不過若在胎兒發育期間遭受PCB污染，會對智能指數產生決定性影響。同樣的理論，可以適用於PCB以外的其他環境荷爾蒙。而污染受害最大的，無疑是在懷孕第三、四個月，在成長期遭受環境荷爾蒙侵害的胎兒。

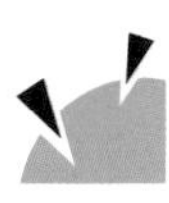

環境荷爾蒙傷害思考力

在五大湖中，據說每一條從伊利湖捕獲的鮭魚都有甲狀腺肥腫的現象。甲狀腺荷爾蒙主宰記憶、知性、注意力等；若人類胎兒缺乏甲狀腺荷爾蒙，對腦部發育將造成嚴重影響。

甲狀腺荷爾蒙是大腦發展的必要元素

因腦障礙而引起的最大影響，據說是甲狀腺荷爾蒙的分泌不足。胎兒期間若缺乏甲狀腺荷爾蒙，則會造成精神遲滯（先天性甲狀腺功能衰退症）。由此可知早在腦部形成的初期階段，甲狀腺荷爾蒙就與腦功能有重大關聯。

缺乏甲狀腺荷爾蒙的後果

而在新生兒和哺乳期間，甲狀腺荷爾蒙也是大腦（神經細胞）發展不可或缺的元素，如果缺少，將會造成以下影響：

- 甲狀腺荷爾蒙份量不足，有可能引發智能不足。

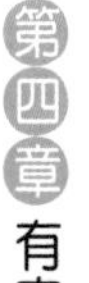

● 甲狀腺荷爾蒙還會促進骨骼、肝臟等許多組織、器官的成長。也就是說，隨著時期不同，若缺乏甲狀腺荷爾蒙，可能引起智能障礙、活動力衰退、低體溫、心跳減慢、心臟功能衰退、黃疸、哺乳不良、體重減低等症狀，最終將引起智能障礙、成長障礙等問題。

大腦與甲狀腺荷爾蒙的關係，到最近開始引人矚目。有人認為現代兒童常見的缺乏注意力、過動障礙、拒絕上學、自閉，乃至家庭暴力等，都與胎兒期、新生兒期間甲狀腺荷爾蒙不足有關係。

正視環境荷爾蒙的問題

精子數量減少、生殖器異常的現象，本身就已經是嚴重的問題，但更為嚴重的是，因環境荷爾蒙入侵而影響腦功能。若說得誇張點，如果今後智能衰退的情形持續惡化，人類恐怕會無法認知自己在現實中受到環境荷爾蒙包圍的慘況，很可能會失去思考這類問題的能力，逼近文化荒廢、無法復原的底限。而末日將近，卻沒有任何人能迴避問題，這恐怕是影響人類存亡的重大危機。甚至有專家學者認為，人類早已跌落到無法復原的底線之下。

幸運的是，日本的PCB污染資料數據，從一九七〇年代起，即日益減少至今。這是因為大眾知道PCB有毒性之後，減少用量的成果。而且日本的河川流速較高，污染能較早改善。至於封閉性湖泊，日本最大的湖泊琵琶湖沒有嚴重污染，是因為周邊沒有工業地帶，再加上琵琶湖是京都、大阪一帶的自來水水源，也沒有人習慣食用琵琶湖裡捕獲的魚類。

從上述條件來看，日本並未產生五大湖區那種嚴重的污染災害。不過，琵琶湖仍可以作為日本環保問題的重要指標。

近來，美國政府準備針對現有的八萬七千種化學物質進行環境荷爾蒙調查。而日本的國立環境研究所，則有三森行文綜合研究官正準備研究內分泌干擾物質對健康的影響，為求鉅細靡遺，將以磁核共振斷層攝影設備（MRI）調查測量腦部變化並預估累積千人的統計資料。日本政府關心環境荷爾蒙對腦部的影響，而且認為病症將會引起障礙，但苦於缺乏決定性證據。三森先生的調查讓人期待能解析腦部掃描照片，證明環境荷爾蒙對腦部是否有所影響，並釐清不同世代的吸收程度差異。

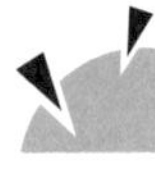

當胎盤已不再保護胎兒……

每個人都希望自己的孩子活得健康快樂，然而先天性異常症（畸形及功能異常）的兒童卻年年增加。究竟是什麼原因讓兒童的健康陷入危機？

「多因子遺傳」是首要問題

據說目前出生的新生兒中，三%～四%有某些先天性異常。其中六五%原因不明，二五%為遺傳因素，最後一〇%來自於環境因素。所謂環境因素，包括母體的病理狀態、胎內感染、輻射線、化學物質及藥物污染等。

「原因不明」佔最大比例的原因，在於「多因子遺傳」問題。這是遺傳因素與環境因素交互作用所產生的毒性。比方說，環境荷爾蒙對胎兒的遺傳因子產生作用，而環境荷爾蒙本身又對胎兒造成器官障礙，影響器官的形成。如今的先天異常已經不能怪罪遺傳因素，母體的子宮環境也是一大風險來源。

母體已無法保護胎兒？

母體守護胎兒的關卡

胎兒的成長、發育完全仰賴母親，母體內有所謂的障壁機制，可以避免吸收體內異物的特定組織，共分為兩種：

● 「血腦障壁」：據說脂溶性越高的物質越容易通過，而分子量高（分子體積大）的物質（如蛋白質等）不易通過。

● 「血胎盤障壁」：維持母體與胎兒接觸的重要機制。母體的功用，是儘可能為胎兒提供營養物質，因此這道關卡會讓大多數分子量小到消化器官可以吸收的物質通過。血胎盤障壁的攔阻能力不像血腦障壁那麼強大。

化合物質可穿透胎盤

以往哺乳類的胎盤，能阻止對胎兒發展成長有害的物質入侵，而保護胎兒。就連母體的女性荷爾蒙，都因此不會直接影響到胎兒的性分化。自然界存在的有害物質，是無法通過血胎盤障壁的；可是到了二十世紀，人類創造的化合物質，由於分子量小，很容易穿越胎盤。自從人類誕生以來，保護人類數百萬年的胎盤歷史，就在二十世紀後半這不到五十年之內成為過去。上天建構了精巧無比的人體，但在設計之初並沒有考慮到這種有害物質的存在。

由於化合物質能輕易進入胎兒體內，出生的孩子會帶有先天性異常的問題。畢竟胎兒時期是毫無防備接受一切物質的時期，一旦遭到有害物質入侵，後果自然不堪設想，而且這些有害物質干擾的，正是對於調節成長最重要的荷爾蒙分泌機制。有許多事例能證明以上說法並非空穴來風，在懷孕期間、或者要準備懷孕的女性，最好能認知這些毒害。

青春期女性子宮癌藥害：DES症候群

至於能證明胎盤問題的事例，可以己烯雌酚（DES）藥害事件為例。

一九三八年，查爾斯・鐸斯博士成功地合成被認為能預防流產的「己烯雌酚」（DES）。DES不具有類固醇骨格（Steroidal Skeleton），是強力的雌激素（卵胞荷爾蒙）作用化合物。以美國為首，當時世界各國認為雌激素少的女性容易流產，因此能口服攝取的DES立刻普及，這種現象正所謂「人云亦云一窩蜂」。

然而到了一九六四年，哈瓦德・潘博士與高杉博士對DES進行老鼠實驗，之後聯名警告大眾：在懷孕期間服用DES，生下的若是女孩，容易患有子宮癌。不過這項重要發言不受矚目，最後宣告不了了之。

可怕的累世毒性

到了一九七〇年，青春期女性子宮癌與子宮頸癌的病例前所未見地大量爆發，調查後發現，罹患子宮癌或子宮頸癌女性的母親，曾在懷孕時服用DES，亦即在胎兒期間，母親服用的DES穿越了胎盤進入胎兒體內，這項藥害事件就稱為「DES症候群」。到了一九七一年，流產預防藥DES即成為禁藥。

自從一九六四年提出警告起，至此又過了七年，在這段期間內有許多人持續服藥，造成了更多的被害者。DES在體內的殘留率高，事隔好幾個世代仍有發病的危險，亦即有所謂的「累世毒性」，禁止使用至今，依舊有許多人為此承受精神與肉體的痛苦。

我們要如何保護下一代？

化合物從母親體內轉移到胎兒，當胎兒成為母親時又轉移給下一代的「累世毒性」，對人類的健康造成無以復加的可怕破壞力。我們到底要怎麼做，才可以讓下一代免於累世毒性的摧殘？

引發數代健康障礙的累世毒性

一九九〇年代，日本內閣環境廳「環境荷爾蒙檢討會」公佈了在臍帶中檢驗出的化學物質。據說日本人的臍帶中含有酚甲烷、壬基苯酚、戴奧辛、PCB、DDT、蟲必死（BHC）、克氯丹、鎘、鉛、水銀等。PCB和DDT等農藥，和一九八〇年代的調查相較，濃度已經降低十～百倍。不過，停用三十年以上卻還能檢測到，也證明了有機氯化物的殘留性有多高。這些化合物會從母親體內轉移到胎兒，當胎兒成為母親時又轉移給小孩，形成所謂的「累世毒性」。

化合物質顛覆了以往的常識，在母親體內污染胎兒，引發母子感染，留下重大傷害。而且這些化合物有累世毒性，很可能接連幾代引發障礙。也許，人類已經跨越了不該跨越的底限。綜觀精子數量減少率、出生率減少、先天性異常發病率提高等現象，讓人覺得人類的歷史似乎快要到了盡頭。

我們的自保策略是什麼？

總而言之，我們現在可以做的，就是構思自保策略並執行。還有，要讓社會大眾得知污染的現狀，了解我們每天從日用品裡吸收了多少環境荷爾蒙，而這又是多可怕的事……。

來自經皮吸收途徑的環境荷爾蒙污染病例不多，這是因為從皮膚進入人體的環境荷爾蒙，需要累積數年到數十年，才會發病。此外，環境荷爾蒙會與其他化合物複合吸收，因此無法鎖定明確的原因物質。然而，人體對經皮吸收的物質代謝及解毒作用緩慢，其中蘊涵著比經口攝取更大的危險。希望大家能重整生活意識以及對日用品的了解，認真審視：自己是否被電視廣告等形象策略蒙蔽，輕易把危險的化學物質帶到日常生活中？另外，是否不知道有害化學物質會從皮膚入侵，因而天天接觸大量的化學物質？

Chapter 5

我們應當留心的事

正確攝取營養素、均衡飲食，
就能提高新陳代謝力與排毒功能，
進而減輕經皮毒的傷害。
此外，停止使用含有害化學物質的日用品，
更是保護下一代健康的不二法門！

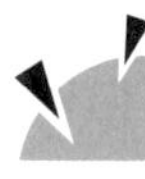

不要讓自己變成裝毒的器皿

在過敏性皮膚炎患者中，有許多人對化學物質過敏，造成日常生活中的許多不便。例如使用市售的清潔劑會發生過敏反應，或者光是接觸常見的日用品就會受到刺激。即使健康的人毫無感覺，其實我們的生活早已被經皮毒物質所環繞。

每個人都是承接有害物質的器皿

日用品的經皮毒，會對身體造成障礙。關於這點，請大家不要抱著隔岸觀火的心態，每個人都是承接有害物質的器皿，只是大小有個人差異而已，等到器皿溢滿時，症狀才會開始浮現。

沒有人能預測自己的器皿有多大，什麼時候會爆滿，唯一能肯定的是，隨著化學物質的氾濫，每個人的器皿都正在不斷地填補有毒物質。

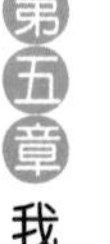

阻止化學物質繼續危害健康

化學物質的氾濫不但會侵蝕我們的身體，甚至威脅到人類的存亡、地球的未來。在這裡要大聲疾呼，等到危險性被證實就來不及了，就在我們磨磨蹭蹭的過程中，有害化學物質已繼續在我們的身體、乃至地球上的所有生物，以及地球本身不斷累積。

為了儘早阻止這個局面，以下是我們馬上能做到的事。

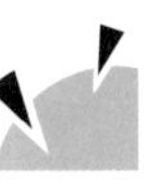

不買、不用、不製造有害物品

日用品含有的有害物質所造成的障礙，隨處可見。有些人的皮膚障礙，已經有可以目測的發病症狀；而乍看之下沒有任何問題的人，體內很有可能累積了許多有害化學物質。

任何人當然都想使用方便、有效果的東西，重要的是必須確認那是否真的安全，以及是否含有污染地球環境的物質。為了恢復個人健康，也為了讓下一世代的孩童活得健全，我們必須檢討以下三種物質的使用方針。

極力避免使用合成清潔劑

「清潔能力」之下的破壞力

合成清潔劑，也就是合成界面活性劑，除了家用清潔劑以外，還包含在洗髮精、潤絲精、化妝品等多種日用品裡。合成界面活性劑能忽視酸鹼值變動（尤其是酸性變動）與金屬（鈣、鎂、鐵等）存在，展現界面活性作用，這也是大眾會誤以為「合成清潔劑具有清潔能力」的理由。

這項特性會減弱或破壞構成生物細胞膜的磷脂質，使其它有害化學物質容易入侵人體，也因此提高了皮膚障礙等組織障礙及致癌性等健康障礙的可能性。比方說，家用清潔劑造成主婦溼疹，使皮膚皸裂；農藥（家用殺蟲劑等）從皮膚入侵體內，今後可能會使某些組織產生癌症。

合成清潔劑的吸收途徑幾乎全是經皮途徑，因此引發的障礙鮮為人知，也少有人重視。然而日益增加的過敏性皮膚炎、異位性皮膚炎等皮膚障礙，婦女病與對胎兒的影響等病例，使得問題即將暴露在陽光之下。

嚴重污染生態體系

合成界面活性劑一旦被釋放到環境中，就會開始破壞生態體系。合成界面活性劑會阻礙自然的自淨作用（微生物分解等），不僅造成環境污染，還會對我們的健康造成不良影響。大多數合成界面活性劑是不易自然分解的化學物質，如果考量其有害作用，把大量合成清潔劑排入環境中，塑造出生態貧瘠的「臭水溝」狀態的，不就是我們自身嗎？

最近河川湖泊中已經找不到青鱂、鯽魚、鯉魚、泥鰍等魚類，螢火蟲等喜好清水的生物也瀕臨絕種，相信大家都知道，這些現象與大量使用合成清潔劑有密切關係。明明知道後果，卻為了方便而持續使用合成清潔劑，不正是對地球莫大的「罪行」嗎？我們應該立刻放棄合成清潔劑，選用自然分解性佳，有益於環境的安全清潔劑。

不使用農藥

農藥（除草劑、殺蟲劑等）對人體十分有害，是眾所皆知的事。然而，若要大量生產沒有蟲咬痕跡、外型美觀的蔬菜，就必然要使用農藥。想要購買外觀漂亮的蔬果，只是消費者的慾望，而為了實現這個慾望，我們付出了莫大的代價。

為了能廉價提升栽培效率而使用的合成肥料，使得耕地的土壤更加貧瘠；我們食用的蔬菜也因此比以往缺乏營養。沾滿農藥又缺乏營養的蔬菜，已經對我們的身體帶來不良影響。蔬菜中含有的維生素，是維持健康不可或缺的營養素，因此我們應儘可能每天食用富含營養的蔬果。

大量散播農藥與殺蟲劑，會引起土壤污染等多種環境污染。農藥中含有的致癌物質與環境荷爾蒙，不僅傷害人類，還會威脅居住在污染地區的野生動物生態。對野生動物的影響，也會波及到人類的生命安危，所以應該儘早減少使用污染環境的物質。

避免使用塑膠製品

塑膠是以石油為原料製作的產品，由於重量輕、不易破損，因此被用於日常生活中。然而塑膠中含有的壬基苯酚，已被認定為環境荷爾蒙物質；此外，聚碳酸酯樹脂餐具裡的酚甲烷、保麗龍裡的苯乙烯，也被認定為環境荷爾蒙。

這些環境荷爾蒙物質，具有在高溫下溶解的特性，用於製造餐具與食品容器，很可能在盛裝熱食時溶解，經口攝取到人體內。另外，酚甲烷也用於製造浴缸，在洗澡時可能溶解在熱水中遭皮膚吸收，或是經摩擦方式造成經皮吸收。

由於不易破損，有許多幼兒餐具採用聚碳酸酯樹脂材質製作，不過基於兒童對環境荷爾蒙作用敏感的特性來看，應徹底避免讓嬰幼兒使用這類餐具。

塑膠的自然分解性低，直接廢棄後不會回歸成天然物質，焚化處理又會產生戴奧辛。塑膠廢棄物年年增加，如今已經快找不到廢棄場地，如果焚化產生戴奧辛，不僅對人類、也會對自然界的所有生物造成重大傷害。不管怎麼說，這都是嚴重的環境問題，希望大家能從身邊做起，達成不買、不用、不製造塑膠製品的目標。

過敏反映出免疫狀態

所謂過敏症狀，就是免疫系統製造的抗體對抗原過度反應，反而傷害到生物本身的現象。我們正暴露在人類史上前所未有的大量有害化學物質中，每天接觸這些物質，使得免疫系統隨時處於完全驅動狀態，免疫力的杯子隨時在爆滿邊緣。也就是說，人人都在容易發作過敏症狀的狀態下。

有人表示，塗抹副腎皮質類固醇外用藥來治療過敏性皮膚炎，只是在即將溢出的杯子邊緣塗上一層藥劑，最後反而縮小了杯子的容量。也有人表示，先天異位性皮膚炎的病因，是嬰兒在母親體內吸收有害化學物質，在出生時已經超出杯子容量。有些學者還表示，自從化合物質問世以來，新生兒童的免疫力容量一年比一年還小。

加拿大的生物學者克拉克博士表示，丙二醇等丙醇類化學物質大量入侵人體，使得免疫系統無法順利發揮作用，將導致體內的寄生蟲「吸蟲」大量增殖，把癌細胞搬運到各個組織內培育，而致使癌症發作。

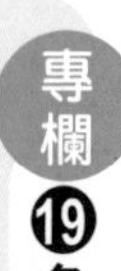

專欄⑲免疫系統與過敏症狀

當生物發現體內攝取到異質的物體時，免疫系統會進行排除以保障生命安全。在感染到細菌、寄生蟲、病原菌（抗原）時，免疫系統會產生抗體，使得下次吸收到同樣的物質時不會感染、發病。在體內循環的癌細胞也會遭免疫系統排除，抑制癌症的發生、發病機率。此外，有害化學物質也會由免疫系統排除到體外。

如果將免疫系統比喻成杯子，每個人都有一個大小不一的免疫力杯子。當外來異物，例如病原菌、細菌及有害化學物質頻繁入侵時，就會超出免疫力杯子的容量，讓內容物溢出杯外，免疫系統自然無法順利發揮功效。而據說這時就會產生過敏症狀。

留心你吃了什麼？——均衡飲食建構法

我們首先要做的是：重新審視生活，儘可能不讓毒性化學物質進入體內。而若要儘早排除已經進入體內的有害化學物質，或者培養不產生經皮毒障礙的抵抗力，最佳的方法就是維持健康的身體。

我們出生時，或多或少就受到「經皮毒」的影響。由於每個人的容忍程度不同，接觸有害化學物質的機會也不一樣，因此經皮毒障礙的程度因人而異。然而無論障礙是肉眼可見，或者身體尚稱健康，最好都能將經皮毒物質排出體外。

保持飲食均衡

民以食為天，飲食可說是人類最大的文化。要塑造健全的身體，就要以良好的飲食為基礎，一旦有營養充分的飲食，人體就能提升原有的新陳代謝與活力，同時保有抵抗力、自然治療力，解毒與排泄功能也會因此順暢。所以，我們應當留心每日的飲食均衡，儘可能食用多種食品、吸收多種營養素。

攝取均衡的營養

然而，目前的日本人大多有慢性維生素、礦物質缺乏的問題。一來日本的土壤中鈣質較少，而且在日本飲食文化中，鈣質攝取量原本就不多。再加上近年以零食、速食餐飲當正餐的年輕人增加，使得缺乏維生素、礦物質的狀況更加惡化，以年輕人為主的族群，均有營養失調，體內累積大量脂肪、糖分、鈉的傾向。

一旦營養失調，就無法維持健康的身體。缺乏維生素、礦物質會減弱身體的抵抗力，導致缺乏體力、容易疲憊。持續大量攝取脂肪、糖分、鈉，會有引發心臟病、糖尿病、腦血管障礙等慢性病的可能性。近年惡化的兒童情緒不穩、犯罪行為殘暴化、注意力缺失過動症（ADHA）、學習障礙（LD）等現象，以及中高年等痴呆患者的增加，和每天的餐飲也並非毫無關聯。

不要迷信單一營養素

不過，相信有許多人都覺得，要均衡飲食並不容易。一來營養學並非普及易懂的學問，再來坊間充斥著斷章取義的營養資訊，電視或雜誌往往一次只報導一項營養素或食品，形容得好像只需攝取這種食品，就可以解決所有身體不適的症狀。據說，以前還發生過電視節目報導食品與營養補給品，第二天就造成各地市場的存貨被搶購一空的現象。

生活在這種社會局勢下，只怕大家都不知道，到底該以什麼做為均衡攝取營養的準則，往往就在未能掌握個人飲食偏好的狀況下，不知不覺中營養失調。

以「豆芝蛋乳藻蔬魚茸芋果堅」為目標

因此，接下來要介紹筆者所提倡的「均衡飲食建構法」，在這項飲食法中，簡明整理了每天攝取的食物目標。以往京都大學榮譽教授大島清曾提出「豆芝蛋乳藻蔬魚茸芋」九種食品，筆者又加上水果與堅果兩項，成為「豆芝蛋乳藻蔬魚茸芋果堅」。希望各位能熟記這十一項目標食品，善加搭配以培養健康。

這十一種食品含有豐富的維生素、礦物質，而且任何人都能輕鬆購買。大家在一天中只要能盡量多食用幾種，飲食生活想必就會大有改善。

均衡飲食建構法

十一種食品	營養素
豆：豆類	大豆、味噌、納豆、豆腐等豆類，具有植物性高蛋白質、鎂、卵磷脂等。
芝：芝麻	有豐富的芝麻素，能為體內帶來強大的抗氧化力。
蛋：雞蛋	含有均衡豐富的維生素、礦物質、蛋白質等。
乳：乳製品	牛乳、優格、乾酪等，含有豐富的蛋白質、鈣質、維生素B_2。
藻：海藻	海帶苗、昆布、海苔等海藻類，有豐富的鈣質、礦物質、鐵質。
蔬：蔬菜	綠色蔬菜尤其有豐富的維生素、抗氧化作用營養素。又有食物纖維可幫助腸胃蠕動。
魚：魚類	鰮魚、秋刀魚、青花魚及鮪魚、鮭魚等，尤其含有幫助腦神經活性化的脂肪（DHA、DPH）與蛋白質。
茸：菇茸	含有豐富的維生素B_1與維生素D。
芋：薯芋	番薯、馬鈴薯等，含有豐富的食物纖維與維生素B、維生素C。
果：水果	有豐富的抗氧化營養素和各種維生素。
堅：堅果	含有大量能促使大腦與身體細胞活性化的脂肪酸與礦物質。

一天內攝取十一種食物很簡單

早餐：

1.米飯（撒上芝麻）配味噌湯（原料是豆子），湯裡有海帶苗或豆腐更好。

2.蔬菜是白蘿蔔與菠菜做成的醬菜。

3.切片的鮭魚肉。

4.雞蛋。

以上就攝取六種食物了。

中餐：

1.馬鈴薯燉肉與煎魚套餐。

2.配沙拉和香菇湯，這樣就滿足十種食物的要求了。

3.下午吃點堅果當零食，就能在一天內把十一種食物全部吃下肚。

晚餐：

只要把早餐、午餐沒吃到的種類加進菜單，就能在毫不勉強的狀況下吃到十一種食物。只要心裡記得「豆芝蛋乳藻蔬魚茸芋果堅」，之後配合自己的飲食週期或生活形態做調整，盡量攝取多種食品，就可以解決營養失衡的問題。

經皮毒小常識

營養攝取小祕訣

●每天以加入當季水果的優格做甜點：這道菜能在早上就攝取到第八種食品。而且好好吃一頓早餐是很重要的。

●最好一天只有一道菜含雞蛋與乳製品：食用、攝取過多會造成膽固醇過量，有可能影響健康。請避免攝取過度的營養。

●儘可能選擇新鮮的魚類（青魚）：DHA或EPA等不飽和脂肪酸容易氧化，化學性質不穩定，一旦氧化後，反而會造成氧化壓力。請大家也不要吃太多魚乾。

●安排健康的菜單：安排菜單也是一件樂事。即使一天之中無法吃到十一種食物，帶著第二天再補充的心態，也就不會勉強自己。

打造適合日本人的飲食生活

剛才提到的營養素，以往是隨時可在日本人餐桌上看到的材料。這些食品的來源遍及山林田園，還有河川海洋。古代人以往是以堅果、魚類、蔬菜、水果為主要的食物，就在攝取這些食物的過程中，塑造了我們的大腦與身體細胞、遺傳因子。從當時到現在相隔只有數百萬年，現代人的遺傳因子、細胞其實與當時相同，可是我們的飲食環境又如何呢？在世界大戰之後，飲食文化從傳統形式頓時轉換成以西餐為中心，尤其在這二、三十年來，高熱量、高脂肪的食品讓飲食生活起了急遽變化。

食育——回歸祖先原有的飲食風格

我們的身體原本就發展成能充分利用攝取的食物，而近年來飲食環境的急遽變化，不僅對大腦、也對身體造成極大的壓力。最近坊間流行起「食育」一詞，代表我們應該回歸祖先原有的飲食風格，從這個角度來看，我們確實有必要為下一代提供「食育」教育。

●阿茲海默型痴呆症的增加

當我們配合飲食變化的步調，從傳統飲食轉型到西餐後，原本毫無記錄的「阿茲海默症」病例也不斷增加，這是不可抹滅的事實。學界推測，飲食形態的西化，尤其是攝取高熱量、高脂肪的食物，是造成阿茲海默症發病的原因。

●社會問題可能與飲食模式相關

此外，糖分攝取過度，使得身體為了代謝糖分而分泌過多的糖皮質激素，而報告指出，在腦部執掌記憶的海馬體將因此無法順利攝取葡萄糖，造成海馬體的神經元變性，可能是造成記憶障礙、情緒障礙，引發孩童「脾氣暴躁」、青少年犯罪日益兇殘的原因之一。現代的嚴重社會問題，與飲食的內容並非毫無關聯。

古人說得好，「民以食為天」！

營養素缺一不可

攝取充分的飲食、營養素之所以必要，是因為只要缺乏一種營養素，其他營養素的效果也會跟著受影響。尤其維生素與礦物質所需的量不多，在必要的維生素、礦物質中，攝取量最少的營養素，將決定整體營養素的效果。

營養素之間的關係，就好像一個裝了水的木桶。各位讀者可以想像木桶裝滿水的樣子，假設水位的高度代表健康狀況，那麼如果木桶的板子高度一致（均衡攝取各種必需營養素），水位就能達到木板的頂端。不過，只要有一片木板的高度不夠

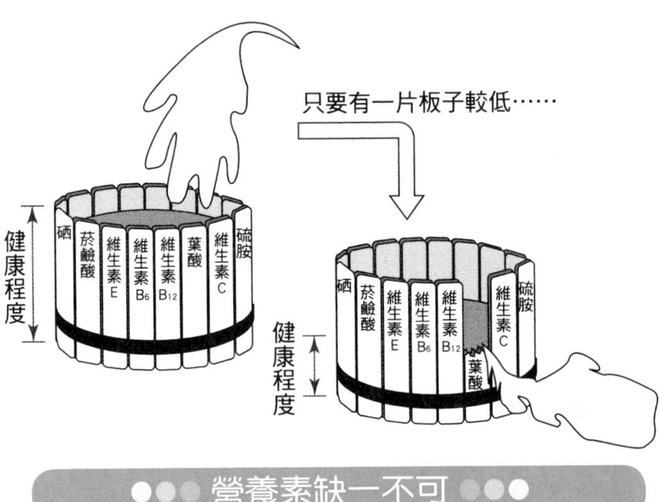

營養素缺一不可

（欠缺的營養素），不管裝多少水，最高就只能達到最低的木板（欠缺的營養素份量）頂端。

也就是說，就算其他養分充足，整體營養素的效果只會與攝取量最少的營養素同等；攝取量最少的營養素，會成為其他營養素的效果基準，這是營養學中的重要法則。如果聽說某種營養素對身體多好、是預防成人病不可或缺的，因此整天過度吸收，也不用期望能發揮多大效果。

不過，就算留心「豆芝蛋乳藻蔬魚茸芋果堅」的飲食法，過著以傳統飲食為主的飲食生活，還是有可能疏漏掉某些維生素、礦物質。在現代社會中，遇到這種狀況時，如何利用營養補給品來調整營養素的板子高度，也是一種必須技能。

積極攝取高營養價值的蔬菜

以下是一九八五年到一九九九年間，日本人與美國人的蔬菜攝取量變化統計。根據統計指出，一九八五年時，每個日本人的年度蔬菜消費量是一一一公斤，相對的美國人則是九十六公斤。可是在一九九九年調查時，日本人的年度消費量下降到一〇二公斤，美國人則增加到一一六公斤。

從這項調查結果可以得知，日本青年和兒童有漸漸減少食用蔬菜的傾向。誠如各位所知，蔬菜中含有多種保健不可或缺的維生素，一旦缺乏，體內的調節功能就會難以發揮功效，使得身體容易疲倦，提早老化。因此，我們必須多攝取蔬菜，每

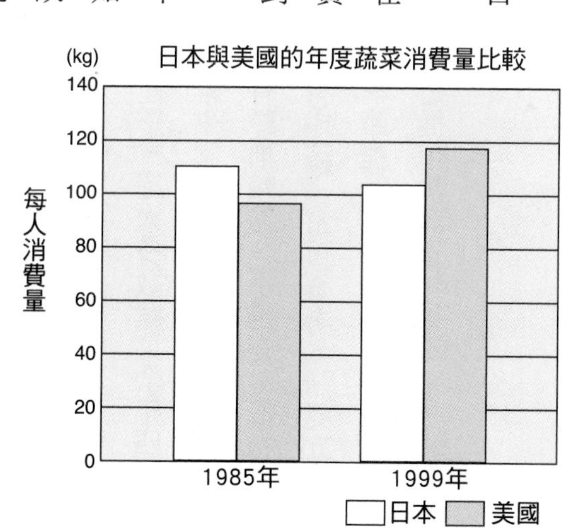

日本的蔬菜消費量持續減少

天安排能攝取美味蔬菜的健康菜單。

食用當季蔬菜更營養

有學者指出，最近的蔬菜並未含有原本該有的充足維生素及礦物質。蔬菜各有產季，只有當季的蔬菜才會含有豐富的維生素、礦物質，也才美味。

可是近年栽培技術進步，使得蔬菜沒有了產季，絕大多數蔬菜全年四季都可買到，然而偏離產季的蔬菜，會缺乏原本應有的維生素、礦物質。至於所有溫室栽培的蔬菜，是否都沒有充足的營養素，目前仍沒有詳細報告，不過有一份女子營養大學吉田世子教授提供的「冬夏季菠菜維生素C含量比較」可以參考（請見203頁）。

菠菜原本是冬季蔬菜，在缺乏綠色蔬菜的季節裡，是很貴重的營養來源。然而現在即使是夏天，也能在超市裡買到菠菜。只是從這份調查結果看來，菠菜還是等到產季再吃比較營養。

以食物纖維排泄有害物質

有害化學物質一旦進入人體，就不會消失不見，我們必須以尿液、糞便、汗水等形式，將有害化學物質排出體外。而第六類營養素——食物纖維，有助於提升排

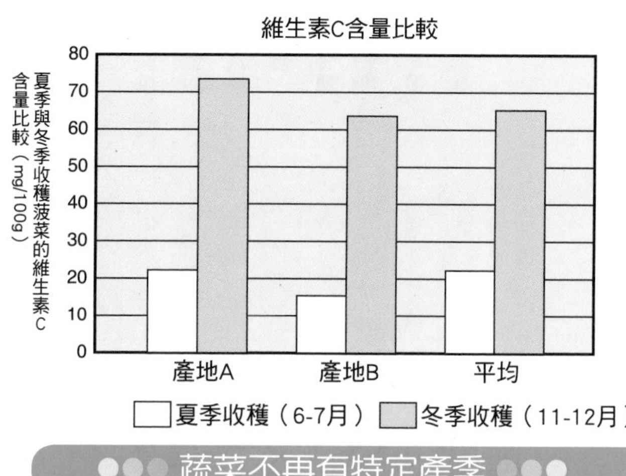

蔬菜不再有特定產季

泄功能。

食物纖維不僅可以提升排泄功能，同時可以預防大腸癌、暴飲暴食、肥胖等症狀，還能阻止餐後血糖急速上升，又能吸收過多的膽固醇。也就是說，這是預防慢性病所必需的營養素。

食物纖維又分成易溶於水的水溶性、以及不易溶於水的不溶性。如果只是要促進排泄有害物質，兩種都同樣有效。只不過，在飲料或營養補充劑裡的產品化水溶性食物纖維，恐怕不大能發揮促進排泄的效果。請儘可能在每天的飲食中自行攝取食物纖維，一天的理想攝取量為二十～二十五公克。

含有豐富食物纖維的食物

種類	食物
葉菜、果菜類	香芹菜、八丈草、球芽甘藍、秋葵、綠花椰菜
根莖類蔬菜	牛蒡、蓮藕、蒟蒻、辣韭、竹筍
菇茸類	松茸、生香菇、重菇、金針菇、香蘑菇
穀物類	黑麥、小麥、玄米、蕎麥、燕麥
豆類	毛豆、納豆、大豆、蠶豆、四季豆
果實類	奇異果、橘子、酪梨、柿子、李子
堅果類	芝麻、開心果、花生、松果、腰果
海草類	昆布、紅藻、海帶苗、海蘊、海帶條
乾貨類	木耳、羊栖菜乾、乾香菇、蘿蔔乾、青海苔

善用營養補充劑——補充均衡營養

為了塑造能勝過「經皮毒」的身體，理應要從每天的飲食裡攝取充分的營養素。不過完全仰賴三餐，並不容易攝取到充分的營養，在這種時候，善加利用營養補充劑彌補缺乏的養分，也是一種解決之道。

優良的補充劑使用法

不過讓筆者擔憂的是，有許多人從電視或雜誌中吸收了偏頗的資訊，從此只注意某種補充劑，然後再把補充劑當成萬靈仙丹一樣大量攝取。在這裡要重複強調，如果不能均衡的攝取營養，就無法期望營養素能發揮效果。如果要善加利用補充劑，首先就要考量如何調整營養均衡，之後才能配合個人目的善用補充劑，讓生活形態更加豐富。

以下將討論為塑造健康的身體（大腦）而使用的補充劑效用。補充劑大致可分成下列三種目的——

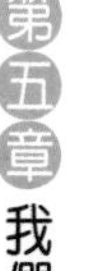

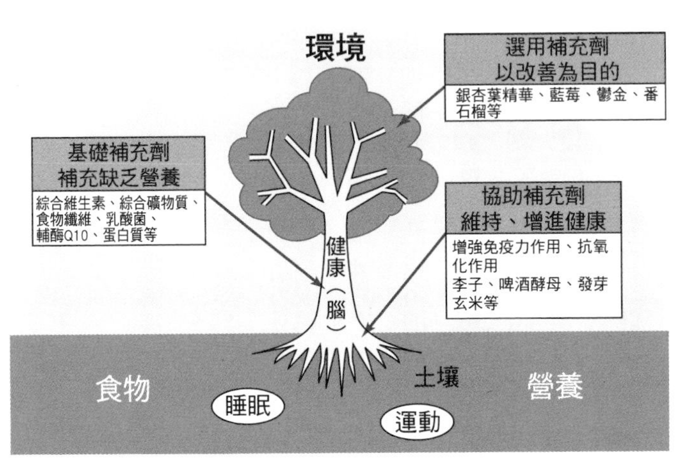

補充劑的效果

基礎補充劑：以綜合維生素或礦物質為主，以補充不足的營養素為目的。

協助補充劑：以更積極的維持、促進健康為攝取目的，也期待能產生抗氧化及增強免疫的效果。

選用補充劑：以促進、改善治療疾病的效果為攝取目的。

依個人特性攝取補充劑

攝取補充劑時，要先確認攝取目的之後才開始使用。隨著年齡層、性別、工作內容的不同，需要補充的營養重點也不一樣，個人應當選擇適合自身狀況的補充劑來使用。以下將介紹對各種族群有效的營養素：

●中高齡者必需的營養素

如果覺得忘東忘西、記憶力衰退，請補充維生素B群。葉酸還有益於預防中高齡者的憂鬱症。

●懷孕或哺乳中的女性需要葉酸

對胎兒腦部的成長來說，葉酸是不可或缺的營養素。胎兒會從母親體內吸取必要的營養素，因此懷孕期間必須以補充劑彌補葉酸，或是其他像鈣質、鐵質等懷孕期間容易缺乏的營養素。不過考慮到對胎兒的影響，母親也不能攝取太多補充劑，使用時務必向醫師諮詢。

●上班族必需的營養素

葉酸是現代人最容易缺乏的維生素，如果缺乏葉酸或維生素B_6、B_{12}，血液中的高半胱氨酸值會跟著上升，容易導致動脈硬化或心肌梗塞。

服用維生素B_6，能幫助女性抑制月經期前後產生的心因疲倦等症狀。從事壓力大的工作、或者工作中大量用腦的人，應當積極攝取上述的維生素B群及維生素E、C。

各種營養素的功效與攝取來源

維生素B群		
葉酸	恢復記憶力、預防憂鬱症	豬肝、油菜花、毛豆、縞綱麻、草莓、茼蒿、玉米
維生素B_6	恢復記憶力	鰹魚、秋刀魚、鮪魚、鮭魚、牛肝
維生素B_{12}	預防痴呆	牛、雞肝、牡蠣、秋刀魚、蛤仔
硫胺（維生素B_1）	改善精神症狀	豬肉（肚、腿）、蒲燒鰻魚、烤豬、鱈魚子
菸鹼酸（維生素B_3）	改善記憶力、改善精神症狀	鱈魚子、鰹魚、藍圓鰺、鮪魚
其他維生素、礦物質		
維生素E	抗氧化劑、抑制老化、預防阿茲海默	杏仁、虹鱒、南瓜、腰果
維生素C	預防癌症、腦活性化	西印度櫻桃、油菜花、紅青椒、草莓
礦物質或硒	提升腦活力	鰺魚、真鰮魚、鰈魚、帆立貝、蔥

促進腦部成長的維生素

維持腦部的年輕活力，是活得健康的首要關鍵。研究結果證明，綜合維生素可以為腦部帶來良好影響。

一九八八年，大衛．賓妥博士曾針對十二歲的學童，以雙重盲目實驗測試維生素與孩童腦力的關係。結果顯示，攝取維生素補充劑不會讓孩童發揮超出標準的能力；不過缺乏維生素時，孩童發揮的能力則不如原有標準。也就是說，維生素雖不能提升智力，但缺乏營養的飲食生活卻可能降低ＩＱ。

如果正常攝取食物，理論上就能充分攝取必需維生素，不過若長期飲食不足，以綜合維生素補充劑補給營養，也有其意義存在。在針對高齡者的調查中發現，平日攝取補充劑的群組，與不攝取補充劑的群組相較，辨識功能明顯較好。尤其是攝取維生素Ｂ群補充劑的群組，儘管是高齡六十六歲到九〇歲之間，與年輕許多的群組相較，口語記憶力均可並駕齊驅，甚至表現更好。

對大腦活動有幫助的維生素，計有維生素Ｂ群、維生素Ｅ、維生素Ｃ、輔酶Q_{10}、硫辛酸、銀杏葉、大豆卵磷脂等，這些都是能助長腦部功能的營養補充劑。

掌握必要的營養素

如果有些營養素常攝取不足，表示難以從飲食中獲得。這時若能挑選適合自己的補充劑，是聰明的做法。不過在利用之前，最好先檢視日常生活中缺乏哪些營養素，再攝取適當劑量，才能攝取理想、均衡的營養。

經皮毒小常識

掌握營養素的自我檢測法

1. **記錄一週平均的食物攝取量：**無論早午晚三餐，甚至連零嘴在內，把一天內吃的食物全都記錄下來，再從每天的飲食內容中分析營養均衡、計算熱量。統整出一週的飲食內容後，即使平日對飲食不在意的人，也能了解自己的飲食偏好、傾向。

2. **至少寫下一天平均的飲食內容：**如果覺得一星期飲食記錄太過煩瑣，至少和一天內必須攝取的營養均衡表做比較、分析，掌握過與不足之處。

3. **若不熟悉熱量計算與營養均衡分析，可以上網尋找填入飲食內容後會免費進行分析的網站：**另外，也可以到衛生單位找營養師諮詢，接受詳細的指導。總之在攝取補充劑之前，一定先弄清楚自己的需要。

善加運用補充劑的方法

運用補充劑時，最應當留意的是，有許多人忙於追逐補充劑的資訊，而太過仰賴補充劑。

照理來說，從飲食中攝取營養素是最自然的事，飲食失衡，生活形態又不健全，這樣還認為只要靠補充劑就可以彌補的人，很明顯的是本末倒置。

選擇補充劑時，要配合自己的生活形態及飲食的傾向，慎重選擇：

- **飲食中容易缺乏基本維生素和礦物質的人**：可以選用以基礎補充劑為代表的綜合維生素、綜合礦物質、食物纖維、乳酸菌、輔酶 Q_{10} 等補充劑。
- **因工作或生活形態，而常感受強烈精神壓力的人**：適合選擇以維護、促進健康為目的的輔助補充劑。尤其是具有增強免疫力、抗氧化作用的補充劑。
- **有慢性病或處於病後痊癒期間的人**：可以選擇以預防、恢復、改善為目的的選用補充劑，主要有銀杏葉精華、藍莓、鬱金、番石榴等。

經皮毒小常識

選擇補充劑的注意事項

市面上有許多供應補充劑的廠商，只不過不是每家廠商都有良心；有許多產品可能含有雜質或品質有問題。若要採用補充劑，請務必注意：

- 選擇品質優異、信譽良好的廠商：勢必要尋找足以信任的廠商所提供的高品質產品。
- 注意易氧化的補充劑：尤其是DHA或EPS等不飽和脂肪酸的補充劑，由於容易在空氣中氧化，因此要仔細保管、預防變質。補充劑一旦氧化，食用後會攝取大量的氧化壓力物質，反而對肝功能造成負擔。
- 確認採購後的保管方式：購買前請先確認儲存容器能否保持氣密性。

讓腦功能提升到極限！

營養補充劑	功能
葉酸	恢復記憶力
維生素B_6	提升記憶力
維生素B_{12}	預防痴呆
維生素B_1（硫胺）	精神醫學用藥
維生素B_3（菸鹼酸）	記憶力的維生素
維生素E	超級補腦維生素
維生素C	拯救腦部活性
硒	為大腦補充元氣
硫辛酸	超級抗氧化物質
輔酶Q_{10}	加強腦部能量
銀杏葉	為老化的腦賦予活力
大豆卵磷脂	恢復記憶力
膽鹼	塑造優秀的腦

為了下一代——遠離有害化學物質侵襲

有害化學物質問世不到一個世紀，卻已經發生世代遺傳的現象，我們也可能先天接收到有害物質的殘留物。每個孩童都有健康出生的權利，為了保障這項權利，整個社會應該保護婦孺不受有害化學物質侵襲，而能過著展望人類未來的生活。

我們要採取哪些行動？

最容易受到有害化學物質影響的就是孩童，尤其是還在母親體內的胎兒。如果在胎兒期或嬰幼兒期間，讓有害化學物質進入體內，有可能會引發畸形兒障礙或異位性及過敏性皮膚炎、先天性腦功能障礙、情緒障礙、生殖器障礙等症狀。這是本書一再強調的事。

為了避免發生這樣的狀況，女性在懷孕的數年之前（可能的話，要從青春期開始），就要留心避免攝取有害化學物質。

避免使用含有經皮毒物質的日用品

經皮吸收的有害化學物質，在體內的殘留時間長，影響也相當長遠。因此，在懷孕前就要避免使用包含合成界面活性劑等物質的日用品。此外，經口攝取與吸入的有害物質也可能交叉引發複合障礙，在購買日用品時，千萬不要光看方便與否，而是務必考量到對身體、對環境的影響。

食用無農藥的蔬菜水果

持續食用遭農藥污染的蔬菜水果，會在體內累積農藥中的有害化學物質（有時還包括環境荷爾蒙），十分危險。尤其有些進口的蔬菜、水果來自於沒有農藥管制的國家，更加危險。話說回來，蔬菜中的維生素、礦物質等，對胎兒與嬰幼兒來說是不可或缺的營養素，現在在超市可以找到無農藥蔬菜或有機栽培蔬菜，雖然價錢高了一些，不過污染少、營養價值高，建議大家多加利用。

不攝取過多的獸肉或動物性脂肪

動物性脂肪容易累積在體內，如果攝取過多，會導致皮下脂肪增加及高血壓、高膽固醇等問題，養成容易罹患慢性病的體質。此外，有害物質容易累積在脂肪組織，大家還是應該避免攝取。

不食用過多近海魚類

近海魚類可能因生物濃縮作用，帶有大量水銀、鎘等重金屬及PCB、戴奧辛等環境荷爾蒙物質。雖然這是必要的營養素來源，不過日本政府已經發出指示，希望孕婦避免攝取遭水銀污染的魚類。

減少接觸咖啡因、煙草、酒精等嗜好品

咖啡、紅茶、日本茶裡含有的咖啡因，可能導致胎兒死亡、流產、兔唇等胎兒毒性問題。另外，在懷孕期間攝取酒精，可能引發胎兒的發育障礙或精神障礙；抽菸則會使尼古丁與一氧化碳讓胎兒陷入缺氧狀態，進而導致發育障礙、精神障礙等。此外，香菸中可能含有戴奧辛等有害物質，會殘留、累積在體內。

微波食物時避免以塑膠容器盛裝

使用微波爐時，不要讓食物置於塑膠容器內或是蓋著保鮮膜。為了避免吸收塑膠中含有的酚甲烷或苯乙烯等環境荷爾蒙，選擇與使用餐具時請多費心。

居住在不含有甲醛等的環境

小心，病態建築症候群不僅會影響孕婦，也可能影響胎兒，因此要避免居住在含有甲醛的環境裡，保護孕婦以及胎兒的健康。

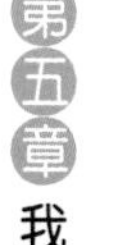

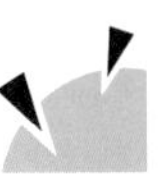

減少垃圾量——從今天起步的環保措施

現今這個大量生產、消費的社會結構，讓我們每天都產生大量的垃圾。垃圾的增加，不但污染地球環境，也對我們的身體帶來不少障礙。

減少垃圾的「4R」

許多有害化學物質的累積，是起因於垃圾問題。也就是說，只要能減少垃圾，長遠來看也就能減輕有害化學物質的影響。減少製造垃圾，現在就能馬上動手做，重要的是，必須每個人都從平日開始留意。在這裡則要提倡減少垃圾的「4R」原則。

- Refuse：堅決努力斷絕垃圾來源。
- Reduce：毫不懈怠減少垃圾。
- Reuse：費心重複利用。
- Recycle：隨時考量資源回收再利用。

減少垃圾的具體行動

具體來說，要費心在生活中實現下列行動——

- 愛惜平日使用的物品：沒必要的物品就不購買，尤其不買用完即丟的商品。
- 準備購物袋：到超市等地一定自行準備購物袋，謝絕商品包裝或只使用簡易包裝。
- 確實執行垃圾分類：絕對不將塑膠類放到可燃垃圾區（避免產生戴奧辛）。事先調查可以回收的物品，做好資源回收。
- 妥善處理廚餘垃圾：或是不把植物的葉子當垃圾，而改作堆肥或埋到土中。

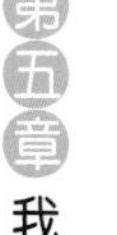

危險度檢測（請在方框中以「○」或「╳」回答下列問題）

在閱讀本書之後，各位讀者對平常使用的日用品有什麼感想呢？接著就來檢測你可能接觸日用品經皮毒的危險程度：

□1購物時先確認成分才購買。

□2購物時選擇危機意識高的企業所生產的產品。

□3洗滌餐具前會先擦拭油污。

□4使用對環境影響小的洗碗精。

□5知道什麼樣的清潔劑對環境影響小。

□6知道合成清潔劑的種類。

□7知道合成清潔劑對皮膚的毒性。

□8每天使用化妝品。

□9知道什麼是化學物質「烷基硫酸鹽」。

□10知道什麼是化學物質「丙二醇」。

□11知道什麼是「經皮吸收」。

□12知道「經皮毒」的含意。
□13知道化妝品上標示指定成分的意義。
□14有過敏症狀。
□15知道「累世毒性」的含意。

「○」有八個以上的人，代表對日用品有高度的危機意識。而「╳」有八個以上的人，接觸經皮毒的危險度為八〇％，建議你多關心日用品的使用法，以及健康、環保等話題。

本書的目的，即在於提升讀者對於「經皮毒」的危機意識。希望能藉由本書，協助改善各位的日常生活。

附錄1

日用品的毒性——化學物質一覽表

- 化學物質名稱後的【 】內數值為分子量。
- 致癌：為有致癌性嫌疑的物質。
- 環境：是被認定為環境荷爾蒙的物質。
- 成分：為了避免使用產品時可能引起過敏等皮膚障礙，由日本政府於二〇〇一年起規定為指定標示成分的物質。

化學物質名稱	用途	有害作用	致癌	環境	成分
丙酮【58.08】	接著劑、顏料、塗料的清除劑	刺激皮膚或眼睛，神經毒性			
鹼性桿菌	清除衣物的汙垢斑點	過敏原			
烷基苯酚（壬基苯酚）	接著劑、界面活性劑、樹脂	刺激眼睛與皮膚，類雌激素作用		○	
鄰苯基苯酚【170.22】	殺菌、防腐劑	腐蝕皮膚、黏膜，變異原性、致癌性，肝臟障礙、血紅蛋白量減少、腎臟、腎小管異常、體重減輕	○		○
鋁【26.98】	水管疏通劑	吸入粉劑會造成肺部障礙，可能是導致阿茲海默的原因			
丙烯除蟲菊酯（丙烯除蟲菊酯Ⅰ302、丙烯除蟲菊酯Ⅱ346）	家用殺蟲劑、白蟻驅逐劑、寵物的跳蚤驅逐劑	刺激眼睛與皮膚，有如因花粉症影響的臉部、眼瞼、嘴唇、喉嚨發腫，神經毒性、免疫力障礙			
安息香酸（鹽）【122.1】	殺菌、防腐劑	刺激皮膚、黏膜、眼睛、鼻腔、咽喉，引發胃腸障礙，大量吸收會有過敏、尿失禁、痙攣、運動失調等症狀			○

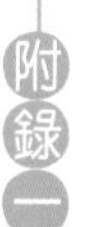

化學物質名稱	用途	有害作用	致癌	環境	成分
4級銨化合物	清潔劑、衣物柔軟精	刺激眼睛與皮膚			
氨【17.03】	廣泛用於家用清潔劑與汽車零件	在未稀釋的狀況下使用，會對眼睛與全身造成燒灼般疼痛與腐蝕性障礙（化學燙傷、白內障、角膜損害等）			
魚石硫酸銨（含氮有機硫磺化合物）	收斂劑、局部消炎、止癢藥	刺激皮膚、黏膜，胃腸障礙、腹瀉			○
異丁烷【58.11】	浮質製品	可燃性，高濃度時有神經毒性			
異丙醇【60.10】	地毯清潔劑、蠟	可燃性，刺激眼睛，高濃度時有神經毒性			
異丙基甲基苯酚	殺菌、防腐劑	會經皮吸收，產生皮膚發疹、腫脹等，消化不良、神經失調、失神、暈眩、精神異常、黃疸、尿毒症			○
十一稀酸（鹽）【184.28】	殺菌、防腐劑	經皮毒性低，引起暈眩、頭痛、腹痛等症狀			○
十一稀酸單乙醇胺	殺菌、防腐劑	經皮毒性低，引起暈眩、頭痛、腹痛等症狀			
酒精（乙醇）【46.07】	空氣清潔劑、消毒劑	刺激眼睛、皮膚、呼吸系統			
乙二醇【62.07】	防凍結液、金屬洗潔劑、蠟	可燃性，刺激眼睛、皮膚、呼吸器官，腎臟、血液、肝臟障礙，神經毒性、生殖器毒性		○	
EDTA（乙二酸四乙酸）【380.17】	浴室清潔劑、牙膏	刺激眼睛，與金屬（鉛、鋁、鈣、鎂等）螯合物結合			

化學物質名稱	用途	有害作用	致癌	環境	成分
乙烯二胺四醋酸（鹽）（鈉鹽）【372.24】	金屬離子封鎖劑（螯合物劑、合成儲存劑）	刺激皮膚、黏膜，是哮喘、皮膚發疹等過敏原，攝取後會有鈣缺乏症、血壓降低、腎臟障礙、染色體異常、變異原生等			○
乙氧基化壬基苯酚	清潔劑	刺激眼睛或皮膚，分解產生壬基苯酚後，會產生類雌激素作用		○	
鹽酸【36.46】	浴廁清潔劑或除臭劑	嚴重刺激眼睛、皮膚、呼吸系統，吸入氯化氫氣會導致呼吸系統障礙（咳嗽、呼吸困難等）			
烷基基三甲基銨磺酸氯化鹽	陽離子界面活性劑（毛髮處理劑）	類似乙醯膽鹼的作用（神經毒性），使平滑肌收縮造成食道、消化管痙攣			○
氯化氫鹽酸	殺菌、防腐劑	發育停滯、肌酸尿、白血球減少			○
氯化銨【53.49】	浴廁清潔劑、除臭劑	對眼睛造成嚴重腐蝕性障礙			
二硬脂酸二甲苯氯化銨	陽離子界面活性劑（毛髮處理劑）	一般使用濃度（黏膜消毒0.05%～0.01%，眼科點眼用0.02%）對皮膚、黏膜無刺激，高濃度會對皮膚刺激			
十六烷基三甲基氯化銨【320】	陽離子界面活性劑（防腐殺菌劑）	刺激皮膚、黏膜、眼睛（黏膜壞死），消化管吸收可致命			○
十六烷基氯化吡啶【339.99】	陽離子界面活性劑（防腐殺菌劑）	刺激皮膚、黏膜、眼睛（黏膜壞死），消化管吸收可致命			○

化學物質名稱	用途	有害作用	致癌	環境	成分
苯二甲烴氯化銨【354.01】	殺菌、防腐劑	有報告指出產生過敏性結膜炎			○
甲苄索氯化銨【448.08】	殺菌、防腐劑	經皮毒性低，消化管吸收會有噁心、嘔吐感、嘔吐、痙攣、虛脫、昏睡等			○
亞甲基氯【84.93】	接著劑、塗料清除劑、噴漆型塗料	對眼睛與皮膚有重度刺激，吸入會導致心臟障礙（心律不整），致癌性，神經毒性	○		
氯化十二烷基基三甲基銨磺酸鹽	陽離子界面活性劑（防腐殺菌劑）	類似乙醯膽鹼之作用（神經毒性），平滑肌收縮造成食道、消化管痙攣			○
溶菌酶【約1400】	殺菌性酵素劑、醫藥（感冒藥）	發疹、發紅、食慾不振、胃部不適、噁心、嘔吐、腹瀉、口內炎			○
氯己定【578.37】	殺菌、防腐劑	經皮毒性低			
苯海拉明【291.82】	抗組織胺藥（抗過敏、抗動搖病）	皮膚過敏反應，大量會造成痙攣、抽搐、昏睡、呼吸寂寞燒血管衰弱、虛脫、死亡，綠內障、前列腺患者禁用			○
草乙酸二氫氧化物【108.04】	各種清潔劑類	刺激眼睛與皮膚，是過敏原			
二苯(甲)酮【228.5】	紫外線吸收劑	經皮吸收急性致死毒性（經皮毒），消化管吸收造成衰弱、虛脫、呼吸亢奮、痲痹、痙攣、抽搐、口腔黏膜或胃腸黏膜壞死、黃疸、呼吸困難與心臟停止致死			○

化學物質名稱	用途	有害作用	致癌	環境	成分
鄰苯基苯酚【170.21】	空氣清潔劑、殺菌消毒劑、浴室清潔劑	對眼睛與皮膚強力刺激，致癌性	○		
鄰苯二酚【110.12】	抗氧化劑、染色	腐蝕皮膚，引起消化管痙攣、抽搐			○
鎘【112.41】	顏料用油性色素	吸入造成呼吸系統或腎臟障礙、致癌性、催畸形性、類雌激素作用	○	○	
Carbaline【201.22】	寵物除跳蚤劑、園藝用農藥	刺激眼睛或皮膚，引發過敏、神經毒性（引起流口水、呼吸困難、咳嗽），催畸形作用、致癌性	○		
斑蝥酊	虎甲蟲類分泌物質（毛根刺激劑）	刺激皮膚、黏膜，消化管吸收造成胃腸障礙、腎臟障礙，時有致命性			○
二甲苯【106.17】	除污劑、塗料、接著劑	刺激眼睛或皮膚，神經毒性，生殖器毒性			
癒創素（7-isopropyl-1,4-dimethylazulene）【198.31】	抗組織胺藥、消炎劑	青色油性液體，未有明確經皮毒性			○
癒創木藍香油烴鹽【301.37】	抗組織胺藥、消炎劑	未有明確經皮毒性			○
葡萄糖酸氯已定【897.76】	殺菌、防腐劑	偶有發疹、不適感、目眩等過敏症狀			○
甲酚（ortho、meta、para等異構物）【108.15】	殺菌防腐劑	易於經皮吸收，經皮毒性（皮膚發疹、腫起等），消化管吸收引發消化不良、神經失調、失神、暈眩、精神異常、黃疸、尿毒症			○
氯胺T【264.71】	殺菌、殺菌劑	刺激皮膚、黏膜，過敏反應			○

化學物質名稱	用途	有害作用	致癌	環境	成分
陶斯松【350.59】	殺蟲劑、白蟻驅逐劑	重度刺激眼睛、皮膚、呼吸器官，是過敏原有神經毒性（倦怠感、頭痛、胸部壓迫感、運動失調、視力衰退、縮瞳等），類雌激素作用		○	
氯苯甘醚	殺菌、防腐劑	刺激皮膚、黏膜			○
二甲苯酚【156.61】	殺菌、防腐劑	強度刺激皮膚、黏膜（腫脹、面皰、腫起、蕁麻疹），皮膚、黏膜腐蝕，經皮吸收可能造成中毒死亡（經皮毒性），致癌性	○		○
氯甲酚【142.58】	殺菌、防腐劑	易於經皮吸收，引起皮膚發疹、紅腫，消化管吸收造成消化不良、神經失調、失神、暈眩、精神異常、黃疸、尿毒症			○
氯丁醇【177.46】	殺菌、防腐劑	皮膚炎，經消化管吸收造成嘔吐、胃炎，大量吸收將造成精神錯亂、昏睡、呼吸及心臟功能衰退			○
矽酸鋁【162.05】	塗料、牙科用補牙劑、清潔劑	乾燥狀態有致癌性	○		
矽酸鈉（Na2SiO3、Na6Si2O7、Na2Si3O7之混合物）	自動洗碗機用清潔劑	腐蝕性，刺激眼睛或皮膚，誤食造成口腔內、喉嚨、消化管障礙			
結晶性二氧化矽【60.08】	清潔劑、塗料、寵物除跳蚤劑	刺激眼睛、皮膚、肺臟，致癌性，乾燥狀態最為危險	○		
鈷【58.93】	顏料用途料、飾品	金屬過敏，致癌性	○		

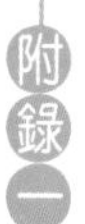

化學物質名稱	用途	有害作用	致癌	環境	成分
鄰羥基苯甲酸【138.12】鈉鹽【160.10】	殺菌防腐劑 角質軟化劑	易於經皮吸收（經皮毒性），刺激腐蝕皮膚、黏膜，角膜剝離，消化管吸收造成嘔吐、腹瀉、腹痛、呼吸亢奮、酸中毒、精神不安、食慾衰退、興奮，偶有死亡案例			○
柳酸苯酯【214.23】	紫外線吸收劑	易於經皮吸收（經皮毒性），刺激腐蝕皮膚、黏膜，消化管吸收造成嘔吐、腹瀉、腹痛、呼吸亢奮、酸中毒、精神不安、食慾衰退、精神症、興奮，時有死亡案例			
酸化鈣【56.08】	家用及園藝用農藥	對身體組織有強烈腐蝕性			
氰基丙烯酸乙酯（丁氰酯【153.18】、甲基丙烯酸酯【111.10】）	接著劑	可燃性，蒸氣會刺激眼睛、皮膚、黏膜			
次氯酸鈣【142.98】	漂白劑、泳池消毒劑	強烈刺激皮膚或黏膜			
次氯酸鈉【74.44】	家用漂白劑、殺菌劑	腐蝕性，刺激眼睛、皮膚、呼吸器官等。過敏症，對心臟病或哮喘病人有危險，誤食會致命			
異丙醇胺	乳化劑、鹼性化劑	刺激皮膚、黏膜			○
二乙醇胺（DEA）【105.14】	溶解輔助劑（化妝品）	刺激眼睛或皮膚，與其他產品中含有的亞硝酸起反應，產生致癌性之亞硝胺（易於經皮吸收）	○		○

化學物質名稱	用途	有害作用	致癌	環境	成分
鄰苯二甲酸二辛酯【390.56】	接著劑	刺激眼睛或皮膚，有致癌性、生殖器毒性	○	○	
環乙烷【84.16】	塗料、接著劑	可燃性，刺激眼睛、皮膚、呼吸器官，神經毒性			
二氯異三聚氰酸	廁所清潔劑、除臭劑、除黴劑	可燃性，強烈刺激眼睛、皮膚、呼吸器官（刺痛感）			
2、4-二氯苯氧乙酸（2、4-D；2、4-PA）【221.04】	除草劑，在進口柑橘類收成後使用的農藥	過敏症、致癌性，催畸形性，雜質中可能含有戴奧辛，疑似環境荷爾蒙	○	○	
連二硫酸鈉【206.11】	除污劑	刺激眼睛、皮膚、呼吸器官			
甲氧基肉桂酸乙基己酯【250.29】	紫外線吸收劑	過敏性皮膚炎			○
2,6-二叔丁基對甲酚（BHT）【220.35】	抗氧化劑	皮膚炎、過敏症，消化管吸收造成血清膽固醇量上升，神經毒性（異常行為），致癌性，體重減輕，掉髮	○		○
賽扶寧	園藝用殺蟲劑、寵物除跳蚤劑	刺激眼睛或皮膚，如被花粉症影響的臉部、眼瞼、喉嚨腫脹，神經毒性			
脂肪族炭化水素（石蠟等）	汽車蠟	長期暴露或吸入會造成皮膚、消化管、喉嚨、肺部障礙，神經毒性			
脂肪族石腦油	傢俱光亮劑	刺激眼睛，神經毒性			
alky-lisoquino-linum bromide	殺菌、防腐劑	無明顯經皮毒性			○

化學物質名稱	用途	有害作用	致癌	環境	成分
臭化十六醇基三甲基銨磺酸鹽【364.45】	陽離子界面活性劑（防腐殺菌劑）	對皮膚的毒性低，消化管吸收造成嘔吐、痙攣、抽搐、昏睡			○
臭化杜米芬【414.47】	陽離子界面活性劑（防腐、殺菌劑）	無明顯經皮毒性			○
生薑醇	毛根刺激劑	生薑根莖（生藥）成分、無明顯經皮毒性			○
敵敵畏（DDVP）【220.98】	殺蟲劑	揮發性（吸入造成中毒）、刺激眼睛或皮膚、是過敏原、過敏症、致癌性、神經毒性、精子或生殖器異常（胎兒期）	○	○	
氫氧化銨【35.06】	空氣清潔劑	刺激眼睛、但家用之稀釋率高，因此無安全顧慮			
氫氧化鈉【40.00】	各式家用清潔劑	腐蝕性、強力刺激眼睛、皮膚、呼吸器官。誤食可致命			
乙酸異丁酯（Isobutyl Acetate）【110.16】	接著劑	可燃性、刺激眼睛或皮膚			
醋酸-DL-α-生育醇【472.74】	維生素E（抗氧化劑）	無明顯經皮毒性			○
丁基醋酸【116.16】	塗料、接著劑	可燃性、刺激眼睛或皮膚、是過敏原			
醋酸苯基汞【336.74】	塗料	有神經毒性			
酢酸聚氧乙二醇毛脂醇	乳化劑	無明顯經皮毒性			○

化學物質名稱	用途	有害作用	致癌	環境	成分
酢酸羊毛酯	皮膚柔軟劑	接觸性皮膚炎、過敏性皮膚炎			○
醋酸毛脂醇	皮膚柔軟劑	接觸性皮膚炎、過敏性皮膚炎			○
硬脂醇【270.49】	皮膚柔軟劑	無明顯經皮毒性			○
鯨蠟醇【242.44】	皮膚柔軟劑	無明顯經皮毒性			○
十六醇硫酸鈉	陰離子界面活性劑	刺激皮膚、黏膜			○
蟲膠	蠟、高分子化合物、橡膠質（覆膜劑）	無明顯經皮毒性			○
硬脂酸十六醇	皮膚柔軟劑	無明顯經皮毒性			○
己二烯酸（鹽）【112.13】鈉鹽【134.12】	殺菌、防腐劑	刺激皮膚、黏膜，與環境中亞硝酸反應產生致癌性	○		○
焦油色素（黃色5號、青色2號、紅色2號、紅色104號、綠色3號等）	著色料	焦油色素多半有致癌性，尤其偶氮色素經皮吸收會引發過敏反應，是黑皮症之原因，黃嘌呤色素於光線下會刺激皮膚、發紅（經皮毒性）	○		○
炭酸鈣【100.09】	各式家用清潔劑	強烈刺激眼睛			
蛋白質分解酵素	洗衣用（去除衣物斑點汙垢）	刺激眼睛，各種過敏症（哮喘、類花粉症症狀、皮膚炎）			

化學物質名稱	用途	有害作用	致癌	環境	成分
百里酚【150.22】	殺菌、防腐劑	過敏反應，消化管吸收造成嘔吐、腹瀉、暈眩、心臟功能衰退、頭痛、耳鳴、白蛋白尿、循環器官障礙			○
直鏈烷基苯磺酸鹽（LAS）	陰離子界面活性劑	可能為主婦溼疹原因物質，疑似催畸形物質			○
得恩地（Thiram）【240.44】	殺菌、防腐劑	刺激皮膚、黏膜、胃、喉嚨，過敏性皮膚炎			
四氯乙烯【165.83】	接著劑、除污劑	刺激眼睛、皮膚、呼吸器官，致癌性、神經毒性	○		
殺蟲畏（CVMP）【365.96】	殺蟲劑、白蟻驅逐劑	刺激眼睛、皮膚，致癌性、神經毒性（妨礙膽鹼酯水解酵素）	○		
四氫呋喃【72.11】	接著劑	刺激眼睛或皮膚，神經毒性、肝臟、腎臟毒性			
治滅寧（胺菊酯）【331.41】	家用殺蟲劑、防蟲劑	刺激眼睛或皮膚，如花粉影響的臉部、眼瞼、嘴唇、喉嚨腫脹，有神經毒性、經皮毒性低			
去水醋酸鹽【168.15】鉀鹽【206.24】	殺菌、防腐劑	消化管吸收造成嘔吐、痙攣、臭處、肝臟障礙			○
天然橡膠	高分子化合物、橡膠質（覆膜劑）	刺激皮膚、黏膜發疹、腫脹、小痘、水皰、眼障礙、角膜腫	○		○
澱粉	衣物漿劑	過敏原因物質			
辣椒酊	皮膚刺激劑（肌肉痛、凍傷、育髮）	刺激皮膚，消化管吸收造成嘔吐、腹瀉、腹痛			○

化學物質名稱	用途	有害作用	致癌	環境	成分
d1-α-生育酚【430.71】	維生素E（抗氧化劑）	無明顯經皮毒性			○
十二烷基苯基磺酸鈉【348.48】	洗衣用（衣物除污去斑）	刺激眼睛與皮膚			
黃芪膠（橡膠樹分泌物）	高粉仔化合物、橡膠質（覆膜劑、黏稠劑）	過敏性皮膚炎，消化管吸收造成腹痛、哮喘			○
三異丙醇胺	乳化劑、鹼性劑	皮膚炎、皸裂			
三乙醇胺（TEA）【150.14】	界面活性劑、乳化劑、鹼性劑	易於經皮吸收（經皮毒性）、刺激皮膚、黏膜、眼睛，於體內生亞硝胺，致癌性	○		○
三氯乙烷【133.40】	去污劑、金屬清潔劑	強力刺激眼睛、皮膚、心臟毒性、致癌嫌疑、神經毒性	○		
三氯生【289.54】	殺菌防腐劑	燃燒（400～500℃）產生戴奥辛、致癌	○	○	○
Trichlocar-banilide（trichlocar-ban）【315.59】	殺菌、防腐劑	無明顯有害作用、燃燒（400～500℃）產生戴奥辛、致癌	○	○	○
乙二醇單乙醚	地板清潔劑、蠟	長期暴露造成經皮吸收，造成昏睡狀態或腎臟障礙			
三氯酚	接著劑	刺激眼睛或皮膚、過敏症			
甲苯【92.14】	強力膠成分，接著劑、去污劑	刺激眼睛或皮膚，心臟、肝臟障礙，神經毒性、生殖器毒性、過敏症		○	
萘【128.17】	防蟲劑	可燃性、刺激眼睛或皮膚、誘發角膜障礙或白內障，神經毒性、生殖器毒性（穿越胎盤，對胎兒造成血流障礙），可能含有雜質苯並芘（致癌性，屬環境荷爾蒙）	○	○	

化學物質名稱	用途	有害作用	致癌	環境	成分
鉛【207.2】	塗料、水管、化妝品	致癌性、神經毒性（對嬰幼兒造成重度鉛腦症）、抗雌激素作用（降低懷孕率、減少雌激素產生）	○	○	
乃力松（BRP）【380.8】	殺蟲劑、寵物除跳蚤劑	刺激眼睛或皮膚、神經毒性、轉化產生敵敵畏（DDVP）後，產生致癌性、生殖器毒性	○	○	
苯甲基-尼古丁酸【213.24】	菸鹼酸誘導體（毛根刺激劑）	過敏性皮膚炎，搔癢感、食慾不振、胸部燒灼感、肝障礙、心悸亢奮、臉部發紅			○
尿素【60.06】	衣物去污劑	刺激皮膚，過敏原因物質			
壬基酚聚氧乙烯醚	空氣清潔劑	刺激眼睛、分解產生壬基苯酚後有雌激素作用		○	
Nonyl phenol polyethylene oxide	去污劑	刺激眼睛、皮膚、呼吸器官，分解產生壬基苯酚後有雌激素作用		○	
壬基苯酚樹脂	接著劑	刺激眼睛、皮膚，接觸產生皮膚過敏症，分解產生壬基苯酚後有雌激素作用		○	
Nonanoic Acid Vanillylamide【293.45】	毛根刺激劑	成長遲滯、心、肝、腎、肺、脾、胃障礙			○
對胺苯甲酸乙酯（PABA）【137.14】鉀鹽【175.23】	紫外線吸收劑	消化管吸收造成嘔吐、藥物發疹、中毒性肝炎			○
對氯酚【128.56】	乳化劑、鹼性劑	刺激皮膚、黏膜（腫脹、面皰、紅腫、蕁麻疹），腐蝕皮膚、黏膜，經皮吸收後有致命性，致癌性	○		○

化學物質名稱	用途	有害作用	致癌	環境	成分
對二氯苯【147.00】	防蟲劑、廁所芳香劑	揮發性（吸入會中毒），致癌性，肝臟或腎臟障礙	○		
酚磺酸鋅【411.73】	收斂劑	無明確有害作用			○
對羥基苯甲酸酯類（甲基、乙基、丙基）對羥基苯甲酸甲酯【152.15】、對羥基苯甲酸乙酯【166.18】、對羥基苯甲酸丙酯【180.20】	殺菌、防腐劑、各種家用儲存劑	接觸性皮膚炎、過敏性皮膚炎，消化管吸收造成噁心、嘔吐、酸中毒、搔癢症、藥疹、發燒、血紅蛋白血症、肝炎			○
鹵卡班	殺菌、防腐劑	無明顯經皮毒性			○
非離子界面活性劑	廁所清潔劑、除臭劑	刺激眼睛或皮膚			
愛美松【494.48】	家用及園藝用殺蟲劑	致癌性，易於經皮吸收	○		
鄰苯三酚【126.12】	抗氧化劑（染髮劑）	對皮膚、黏膜刺激性極強，經皮吸收有致命案例（經皮毒性），消化管吸收造成肝、腎障礙（昏睡、虛脫，偶有死亡病例）			○
石碳酸【94.11】	殺菌、防腐劑	刺激皮膚、黏膜（腫脹、面皰、紅腫、蕁麻疹），腐蝕皮膚、黏膜，經皮吸收有致命案例（經皮毒性），致癌性	○		○
酚丁滅蝨【350.46】	在日本無農藥登錄。家用殺蟲劑	刺激眼睛或皮膚，如因花粉症影響的臉部、眼瞼、嘴唇、喉嚨腫脹，神經毒性，抗男性荷爾蒙作用		○	

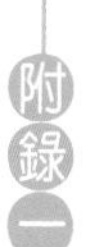

化學物質名稱	用途	有害作用	致癌	環境	成分
芬化利（Sumicidin）【419.91】	殺蟲劑	神經毒性、接觸會造成手部或臉部刺痛感、致癌性，胎兒期暴露會造成出生後性行動低落	○	○	
正丁烷【58.12】	浮質製品	可燃性，高濃度時有神經毒性			
丁羥甲醚（BHA）【180.25】	抗氧化劑	經皮毒性低，消化管吸收造成神經毒性（步行困難、呼吸亢奮等）、消化管出血、潰瘍肝障礙、神經毒性	○		○
乙二醇丁醚（2-n-Butoxy-ethanol、ethylene glycol monobutyl ether）【118.18】	各式家用清潔劑	刺激眼睛或皮膚，阻礙血液、中樞神經、腎臟、肝臟等器官形成（胎兒期），易於經皮吸收，神經毒性		○	
蛋白酵素	洗衣用（去除衣物斑點汙垢）	過敏原因物質			
丙烷【44.10】	浮質製品	可燃性，高濃度時具有神經毒性			
環氧丙烷【58.08】	接著劑	可燃性，刺激眼睛或皮膚、致癌性、神經毒性	○		
丙二醇甲基乙醚	地毯或汽車清潔劑	刺激眼睛、皮膚、呼吸器官			
丙二醇（PG）【76.10】	乳化劑、保濕劑、防凍結液	經皮毒性，消化管吸收造成新、腎、肺障礙，溶血性、染色體異常、紅血球減少			○
六氯苯（HCB）【284.78】	油性塗料、消毒用殺菌劑、化妝品、藥用香皂、嬰兒爽身粉、防火加工劑（寢具、窗簾等）	刺激眼睛、皮膚，過敏症、致癌性、神經毒性、催畸形性（兔唇、腎畸形等）	○	○	

化學物質名稱	用途	有害作用	致癌	環境	成分
六氯酚【406.91】	殺菌、防腐劑	過敏症，經皮吸收造成色素沈澱（經皮毒性）、少量可對田鼠造成腦細胞障礙、應留意對兒童之毒性			○
己烷【86.18】	接著劑、顏料	可燃性、刺激眼睛、皮膚、呼吸器官，神經毒性			
正庚烷【100.20】	鞋製品	可燃性、神經毒性			
百滅寧【391.29】	家用殺蟲劑、寵物除跳蚤劑	刺激眼睛、皮膚、如因花粉症影響的臉部、眼瞼、嘴唇、喉嚨腫脹、致癌性、神經毒性，類雌激素物質	○	○	
苯甲醇【108.14】	殺菌劑、香料溶劑	刺激皮膚、黏膜，腐蝕性，消化管吸收造成腹痛			○
2-（2-基-5-甲基乙酰苯胺）-苯並三唑（Toly-Itriazole）【225.25】	紫外線吸收劑	無明顯經皮毒性			○
bendeíoka-bu【223.23】	家用及園藝用農藥	刺激眼睛、皮膚，誘發過敏、誘發過敏症、神經毒性			
芳香族碳化氫（苯基等）	接著劑	可燃性，刺激眼睛、皮膚，苯基微量亦有致癌性，神經毒性	○		
丙基沒食子酸【213.23】	抗氧化劑	體重減輕、成長遲滯、行為障礙，染色體異常等			○
多氯聯二苯（PCB）	封閉類電機之絕緣體	皮膚炎（氯唑瘡）、致癌性、神經毒性、催畸形性，類雌激素物質。	○	○	

化學物質名稱	用途	有害作用	致癌	環境	成分
聚乙二烯【平均分子量600以下者】	保濕劑	經皮毒性低、消化管吸收造成肝、腎障礙，致癌性，致癌促進（Promoter）	○		
聚氧乙二醇十二烷基乙醚硫酸鹽類	陰離子界面活性劑	無明確經皮毒性	○		○
聚氧乙二醇羊毛酯	乳化劑	無明確經皮毒性			○
聚氧乙二醇羊毛酯醇	可溶化劑	無明確經皮毒性			○
聚苯乙烯（液體）	接著劑	可燃性，刺激眼睛、皮膚，其中混有之苯乙烯單體、苯乙烯二倍體疑似環境荷爾蒙物質		○	
甲醛【30.03】	家用清潔劑、蠟、塗料、壁紙、殺菌劑、衣料家功用劑、養殖魚類用寄生蟲驅逐劑	毒性強，對眼睛、皮膚、黏膜造成障礙，過敏症（病態建築症候群），致癌性，神經毒性	○		
荷爾蒙（雌二醇、雌酮、炔雌醇、可體松、己烯雌酚、氫羥腎上腺皮質素、潑尼松龍、強體松、二氫己烯雌酚）	雌激素、副腎皮質類固醇、醫藥	美國醫學協會法定荷爾蒙霜之預防老化效果，優阻礙內因性荷爾蒙作用之可能性，致癌性	○	○	○
肉荳蔻酸異丙酯【270.51】	界面活性劑、乳化劑	增強其他物質的接皮吸收（經皮毒性）			○
無定形揮發性二氧化矽	陶瓷器製芳香劑	刺激眼睛、皮膚、呼吸器官，但若含有陶瓷器製芳香劑則無危險性			

化學物質名稱	用途	有害作用	致癌	環境	成分
甲基異噻唑啉酮（2-Methyl-4-Isothiazolin-3-One、Methy-lisothiazo-linone）	殺菌、防腐劑	經皮毒性低			○
甲醇【32.04】	塗料清除劑、顏料、除臭劑	可燃性，刺激眼睛、皮膚，神經毒性（有失明案例）			
丁酮【72.11】	強力膠成分、接著劑	刺激眼睛、皮膚、呼吸器官，神經毒性（麻醉作用），生殖器毒性		○	
氯化鉀醇（DMDT）【345.65】	殺蟲劑、寵物的除跳蚤劑	刺激眼睛、皮膚，過敏症，致癌性，生殖器毒性	○	○	
氧氮雜環己烷【87.12】	傢具用清潔劑、蠟	強力刺激眼睛、皮膚、黏膜，與亞硝酸反應會產生有致癌性的亞硝胺（易於經皮吸收），腎臟障礙	○		
碘【126.90】	廁所清潔劑及除臭劑	眼睛疼痛、結膜炎，刺激皮膚			
十二烷基硫酸鹽類（鈉鹽【288.38】）	陰離子界面活性劑	增強其他化學物質之經皮吸收（經皮毒性），妨礙毛髮發育、視力低落、白內障			○
十二烷肉胺酸鈉【293.38】	殺菌劑、防腐劑、發泡劑、乳化劑	增強其他化學物質之經皮吸收（經皮毒性）			○
羊毛酯	皮膚柔軟劑	經皮毒（接觸性皮膚炎、過敏性皮膚炎）			○
液態羊毛酯	皮膚柔軟劑	經皮毒（接觸性皮膚炎、過敏性皮膚炎）			○
還原羊毛酯	皮膚柔軟劑	經皮毒（接觸性皮膚炎、過敏性皮膚炎）			○

化學物質名稱	用途	有害作用	致癌	環境	成分
硬質羊毛酯	皮膚柔軟劑	經皮毒（接觸性皮膚炎、過敏性皮膚炎）			○
羊毛酯醇	皮膚柔軟劑	經皮毒（接觸性皮膚炎、過敏性皮膚炎）			○
添加氫羊毛酯醇	皮膚柔軟劑	經皮毒（接觸性皮膚炎、過敏性皮膚炎）			○
羊毛酯脂肪酸聚乙二烯	皮膚柔軟劑	經皮毒（接觸性皮膚炎、過敏性皮膚炎）			○
羊毛酯異丙醇	皮膚柔軟劑、乳化劑	經皮毒（接觸性皮膚炎、過敏性皮膚炎）			○
硫酸鈉【142.04】	廁所清潔劑或除臭劑	腐蝕性，強力刺激眼睛、皮膚、呼吸器官，使哮喘發作			
異列滅寧	農藥（抑制昆蟲生育）	如花粉症影響的臉部、眼瞼、嘴唇、喉嚨腫脹，神經毒性			
間苯二酚【110.12】	殺菌（防止頭皮屑）、防腐劑、染料	刺激皮膚、黏膜，過敏反應，經皮吸收產生正鐵血紅蛋白血症（經皮毒，時有致命性），嬰幼兒甲狀腺障礙			○
松脂（Pinus屬植物之分泌物）	高分子化合物、橡膠質（黏稠劑）	刺激皮膚、黏膜，接觸性皮膚炎（經皮毒性）			○

附錄2

疑似干擾內分泌的化學物質

※「—」為各媒體均未曾檢測出；「◎」為某些媒體檢測出；「●」為某些媒體檢測最高值超過內閣環境廳過去調查（包括平成十年度）之檢測值；空白無記號：未實施調查。

化學物質名稱	環境調查	用途
戴奧辛類		（意外產物）
多氯聯二苯類（PCB）	●	熱媒體、無炭素紙、電器產品
多溴聯苯類（PBB）	—	抗燃燒劑
六氯苯（HCB）	◎	殺菌劑、有機合成原料
五氯酚（PCP）	◎	防腐劑、除草劑、殺菌劑
2,4,5-三氯苯氧乙酸	—	除草劑
2,4-二氯苯氧乙酸	●	除草劑
氨基三唑	◎	除草劑、分散染料、樹脂硬化劑
草脫淨	◎	除草劑
草不綠	◎	除草劑
CAT	◎	除草劑
蟲必死、巴拉松	◎	殺蟲劑
NAC	◎	殺蟲劑
克氯丹	◎	殺蟲劑
氧化可氯丹	◎	克氯丹的代謝物

化學物質名稱	環境調查	用途
克氯丹（Trans-Nonachlor）	●	殺蟲劑
1,2-二溴-3-氯丙烷	—	殺蟲劑
DDT	●	殺蟲劑
DDE & DDD	●	DDT的代謝物
大克蟎	◎	蟎殺蟲劑
阿特靈	—	殺蟲劑
異狄氏劑	—	殺蟲劑
地特靈	◎	殺蟲劑
安殺番（Benzoepin）	◎	殺蟲劑
heptachlor	—	殺蟲劑
Heptachlor epoxide	◎	heptachlor的代謝物
馬拉松	◎	殺蟲劑
納乃得	●	殺蟲劑
氯化鉀醇	—	殺蟲劑
滅蟻靈		殺蟲劑
護谷	—	除草劑
毒殺芬		殺蟲劑
氧化三丁錫	◎	船底塗料、魚網防腐劑
氯化三苯錫	◎	船底塗料、魚網防腐劑
氟樂靈	●	除草劑
烷基苯酚（C5～C9） 壬基苯酚 壬基苯酚聚乙氧基醇	●	界面活性劑原料 油溶性石碳酸樹脂原料 界面活性劑原料

化學物質名稱	環境調查	用途
酚甲烷	●	樹脂原料
鄰－苯二甲酸二辛酯	◎	塑膠塑形劑
鄰苯二甲酸丁酯苯甲酯	◎	塑膠塑形劑
鄰苯二甲酸二丁酯	◎	塑膠塑形劑
鄰苯二甲酸二環已酯	◎	塑膠塑形劑
鄰苯二甲酸二丁酯	◎	塑膠塑形劑
中性二苯駢(a)	◎	（意外產物）
2、4-二氯酚	◎	染料中間體
己二酸二（2-乙基己）酯	◎	塑膠塑形劑
二苯酮	●	醫療品合成原料、芳香劑等
4-硝基甲苯	●	2、4二硝基甲苯之中間體
八氯苯烯	◎	（有機氯化合物副產物）
得滅克		殺蟲劑
免賴得	◎	殺菌劑
克敵康（十氯酮）		殺蟲劑
萬得生	◎	殺菌劑
代森錳	◎	殺菌劑
免得爛		殺菌劑
滅必淨	—	除草劑
賽滅寧	—	殺蟲劑
益化利	—	殺蟲劑
芬化利	—	殺蟲劑

化學物質名稱	環境調查	用途
百滅寧	◎	殺蟲劑
免克寧	—	殺菌劑
亞乙基雙二硫代氨基甲酸鋅	◎	殺菌劑
二甲氨荒酸鋅	◎	殺菌劑
苯二甲酸二戊酯	◎	
苯二甲酸二乙酯	◎	
鄰苯二甲酸二丙酯	◎	

※這些物質的內分泌干擾作用，其有無、強弱、機制等並未全面解析，屬於有必要優先調查研究的物質群。本表是以今後將隨調查結果持續增減內容為製作前提。

※所謂環境調查，為平成十年度（1998/04/01～1999/03/31）及十一年度全日本調查之結果。

附錄3

經皮入侵，影響全身的化學物質

※化學物質名稱後【　】內之數值為分子量

化學物質名稱	用途	有害作用	致癌性	環境荷爾蒙
丙烯醯胺【71.08】	丙烯醯胺樹脂、隱形眼鏡	運動失調、四肢麻痹、知覺異常、刺激眼睛、皮膚	○	
丙烯腈【53.06】	壓克力纖維、接著劑、儲藏穀物的燻製藥劑	爆發性可燃物質，刺激眼睛、頭痛、噴嚏、皮膚炎	○	
苯胺【93.13】	染料、樹脂、亮光漆、香料、硫化橡膠	急性：發紺、暈眩、頭痛 慢性：貧血、食欲不振、體重減輕、皮膚炎		
烯丙醇【58.08】	樹脂、塑形劑、壓克力化合物原料	無色、刺激性液體、辛臭氣，刺激眼睛、上氣管、皮膚，肺浮腫		
甲醇【32.04】	有機溶媒、甲醛或有機酸甲乙基之原料。防凍結液、燃料、醫藥原料	可燃性有毒液體 急性：頭痛、疲勞感、噁心、視力障礙（失明危險）、酸中毒、致死量150～250ml 慢性：視力障礙		
乙二醇甲醚【76.10】	醋酸纖維、合成樹脂、染料、指甲油、快乾性亮光漆	刺激眼睛、頭痛、倦睏、運動失調、顫抖、貧血、致癌性	○	
乙二醇甲醚醋酸酯【132.16】	汽車用途料	方向性無色液體 刺激眼睛、鼻子、嘔吐、腎障礙		

化學物質名稱	用途	有害作用	致癌性	環境荷爾蒙
乙酸乙基二甘醇酯【118.13】	工業用溶媒	無色液體 刺激眼睛、腎障礙、腦障礙		
二硝基乙二醇【152.06】	製造黃色炸藥	無色無臭液體（甜味） 頭痛、暈眩、噁心、嘔吐、腹部疼痛、高血壓、動劑、中樞神經抑制		
乙二胺【60.10】	白蛋白、酪蛋白原料、防凍結液、氨茶鹼注射液穩定劑	氨臭無色液體（強鹼性），刺激鼻腔黏膜、皮膚過敏症、哮喘、肝、腎障礙		
加保利【201.22】	抗寄生蟲藥劑	熱、酸、光穩定性，噁心、嘔吐、腹瀉、支氣管收縮、過度流涎、發紺、痙攣		
氰化氫【27.03】	老鼠、昆蟲驅逐劑（須專家操作）	頻繁呼吸致呼吸困難、痲痹，頭痛、暈眩、噁心、嘔吐，暴露150ppm下30～60分鐘有致命危險，300ppm數分鐘內死亡		
四氯化碳【153.82】	塗料、亮光漆、樹脂、穀物燻製劑、滅火劑	無色透明不可燃液體，使用時須充分換氣，急性：意識障礙、暈眩、頭痛、噁心、嘔吐、腹痛、腹瀉。慢性肝、腎障礙、皮膚炎、吸入造成肺浮腫、肺炎，致癌性	○	
1、4-二噁烷【88.11】	合成樹脂、合成纖維、染料	芳香性可燃液體，蒸氣有害，頭痛、噁心、嘔吐、刺激眼睛、鼻腔、喉嚨、肝、腎障礙、刺激皮膚	○	

化學物質名稱	用途	有害作用	致癌性	環境荷爾蒙
2、2-二氯乙醚【143.01】	有機化合物合成試劑、有機溶媒	流淚、刺激鼻腔、喉嚨黏膜、噁心、嘔吐、刺激眼睛、皮膚、致癌性	○	
3、3-二氯-4 '4-二胺基苯化甲烷【267.16】	有機溶媒、胺基甲酸酯樹脂、環氧樹脂	致癌性	○	
N' N二甲基苯胺【121.18】	有機溶媒、染料、香料（香草口味）	無氧症、發紺、暈眩、運動失調	○	
N' N二甲基乙醯胺【87.12】	有機化合物合成試劑、有機溶媒	肝障礙、黃疸、頻睡、幻覺、妄想、刺激皮膚	○	
N' N二甲基甲醯胺【73.09】	有機化合物合成試劑、合成纖維（壓克力）、有機溶媒	黃色乃至無色液體，噁心、嘔吐、腹痛、肝障礙、肝腫脹、高血壓、顏面發紅、皮膚炎	○	
二甲基硫酸【126.13】	有機化合物的甲基化劑、化學武器	有毒性的無色油性液體，刺激眼睛、鼻腔、喉嚨、頭痛、暈眩、胸痛、眼窩附近浮腫、發音障礙、嚥下障礙、咳嗽、胸痛、發紺、嘔吐、腹瀉、乏尿、肝、腎障礙、致癌性	○	
1、1、2、2-四氯乙烷【167.85】	蠟、合成纖維、合成樹脂、殺蟲劑、有機化合物合成試劑	非可燃液體、類三氯甲烷臭，噁心、嘔吐、腹痛、指頭發抖、黃疸、皮膚炎、單核球減少症、腎障礙		

化學物質名稱	用途	有害作用	致癌性	環境荷爾蒙
四氯乙烯【165.83】	乾洗溶劑、氟化物合成、殺蟲劑、有機溶媒	不燃性無色液體，刺激眼睛、鼻腔、喉嚨、噁心、嘔吐、顏面發紅、疲勞感、暈眩、頭痛、嗜睡、肝障礙、致癌性	○	
1、1、2-三氯乙烷【133.40】	合成樹脂、有機溶媒	芳香性不可燃性液體，刺激眼、鼻、中樞抑制、肝、腎障礙、致癌性	○	
三硝基甲苯（TNT）【227.13】	炸藥	肝、腎障礙、黃疸、肌肉痛、發紺、噴嚏、咳嗽、知覺痲痹、白內障、過敏性皮膚炎、貧血、心律不整		
O-甲苯胺【107.16】	染料、墨水（藍色、黑色）、有機溶媒	無氧症、頭痛、發紺、暈眩、皮膚炎、致癌性	○	
p-三硝基苯基【157.56】	染料	正鐵血紅蛋白血症、重度頭痛、疲勞感、耳鳴、見識障礙、多眠、心律不整、肝腫、腎障礙、皮膚炎		
硝酸甘油【227.09】	製造黃色炸藥、抗狹心症藥	急速加熱時有爆發性 ● 急性：噁心、嘔吐、痙攣、頭痛、呼吸遲緩、脈搏緩慢、正鐵血紅蛋白血症、發紺 ● 慢性：重度頭痛、幻覺、皮膚溼疹、酒精會加重上列作用		

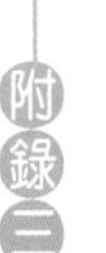

化學物質名稱	用途	有害作用	致癌性	環境荷爾蒙
三硝苯基【123.11】	苯胺合成原料、香皂、皮靴光澤劑	帶有杏仁氣味的無色乃至黃色油性液體，使用時須充分換氣，無氧症、眼部刺激、皮膚炎、貧血		
二硫化碳【76.14】	嫘縈、四氯化碳合成原料、電器產品、合成樹脂、合成橡膠	可燃性液體，在空氣中燃燒會產生藍色火焰，將CO_2轉化成SO_2。 ● 急性：多幸感、黏膜刺激、噁心、嘔吐、意識障礙、痙攣 ● 慢性：幻覺、痙攣、視覺障礙、體重減輕、與皮膚接觸產生刺痛、紅斑、剝落		
巴拉松【291.26】	（1972年失去法定效力）殺蟲劑	有機磷劑之代表，巴拉松之代謝產物甲基巴拉松毒性較巴拉松高1000倍。不可逆膽鹼酯水解酵素阻礙作用（神經毒）。生殖系統、免疫系統毒性，是環境荷爾蒙	○	○
必芬治【340.34】	殺蟲劑、防疫用藥劑、白蟻驅逐劑	有機磷系農藥（不可逆膽鹼酯水解酵素阻礙作用），PRTR法指定之第一種指定化學物質。 有倦怠感、暈眩、胸部壓迫感、運動失調、噁心、嘔吐、大量發汗、腹痛、腹瀉、唾液分泌過多、視力衰減、步行困難、縮瞳孔、痙攣、肺水腫、失禁	○	○

化學物質名稱	用途	有害作用	致癌性	環境荷爾蒙
撲滅松（MEP）【277.24】	殺蟲劑、家用殺蟲劑、防疫用藥劑	有機磷系農藥（不可逆膽鹼酯水解酵素阻礙作用），PRTR法指定之第一種指定化學物質。 有倦怠感、暈眩、胸部壓迫感、運動失調、噁心、嘔吐、大量發汗、腹痛、腹瀉、唾液分泌過多、視力衰減、步行困難、縮瞳孔、痙攣、肺水腫、失禁、精子形成異常、免疫障礙、抗男性荷爾蒙作用	○	○
苯酚【94.11】	殺菌劑、合成樹脂、有機化合物原料、分析用試劑、防腐劑	無色～白色結晶，中樞神經抑制（呼吸抑制可致死）、發紺、痙攣、腹痛，刺激眼睛、鼻腔、喉嚨、皮膚，引起皮膚炎、嘔吐、唾液分泌過多、頭痛、體重減輕、暈眩、肌肉痛、腹瀉，肝、腎障礙		
丁基滅必蝨（FENOB-UCARB, BCMP）【207.27】	殺蟲劑	氨基甲酸酯（鹽）系農藥（較有機磷系農藥輕的不可逆膽鹼酯水解酵素阻礙作用），有倦怠感、頭痛、暈眩、胸部壓迫感、運動失調、噁心、嘔吐、大量出汗、腹痛、腹瀉、唾液分泌過多、視力衰退、步行困難、縮瞳、痙攣、肺水腫、失禁，有致癌性	○	○

化學物質名稱	用途	有害作用	致癌性	環境荷爾蒙
芬殺松（MPP）【278.33】	殺蟲劑	有機磷系農藥（不可逆膽鹼酯水解酵素阻礙作用），PRTR法指定之第一種指定化學物質，有倦怠感、頭痛、暈眩、胸部壓迫感、運動失調、噁心、嘔吐、大量發汗、腹痛、腹瀉、唾液分泌過多、視力衰減、步行困難、縮瞳孔、痙攣、肺水腫、失禁	○	○
1-丁醇【74.12】	合成樹脂、光澤劑、製蠟用溶媒、塗料、界面活性劑製造、實驗用試劑	反應性液體、可燃性，刺激眼、鼻、喉，頭痛、暈眩、角膜炎、視力障礙、流淚、皮膚皸裂		
2-糠醛【96.09】	塑膠製品、合成纖維、殺蟲劑、殺菌劑、橡膠的硫化促進劑	類似苯甲醛氣味的無色油性液體，在空氣和光線下會轉化為褐色或黃色，會刺激眼睛、上氣管，引起頭痛、皮膚炎		
2-Hexanon【100.16】	有機溶媒	無色液體，刺激眼睛、鼻腔、黏膜，引起末梢知覺異常、皮膚炎、頭痛		
己烷【86.18】	溫度計、有機溶媒、礦物曲折率測量溶劑	揮發性無色液體，噁心、嘔吐、四肢麻痺、運動失調、刺激眼睛、鼻腔、皮膚炎、化學性肺炎		

化學物質名稱	用途	有害作用	致癌性	環境荷爾蒙
多氯聯苯類（PCBs）	封閉系電機的絕緣體	是多種異性體米糠油症的原因物質，引起噁心、健忘症，皮膚、指甲著色（褐色）、顏面皮下浮腫、過多的眼屎、眼瞼浮腫、視力障礙、黃疸、催畸形性、致癌性，有女性荷爾蒙作用	○	○
馬拉松【330.36】	殺蟲劑、防疫用藥劑	有機磷系農藥（不可逆膽鹼酯水解酵素阻礙作用）。PRTR法指定之第一種指定化學物質。引起倦怠感、暈眩、胸部壓迫感、運動失調、噁心、嘔吐、大量發汗、腹痛、腹瀉、唾液分泌過多、視力衰減、步行困難、縮瞳孔、痙攣、肺水腫、失禁、催畸形性、代謝產物馬拉氧磷有致癌性、環境荷爾蒙	○	○
甲基環己酮【98.14】	合成樹脂、合成纖維、染料、農藥	刺激眼睛、黏膜、頭痛、皮膚炎、嗜睡		

【後記】我們必須立即採取行動

化學物質對下個世代的影響問題，在過去曾經發生過許多悲劇。而在如今，又有新的環境荷爾蒙與戴奧辛等威脅到我們的下一代。環境荷爾蒙可以輕易摧毀胎兒的腦部，成人還有所謂的生理防護功能抵擋，然而胎兒沒有避免多餘化學物質入侵腦部的機制，在環境荷爾蒙之前顯得不堪一擊。而環境荷爾蒙使新生兒童的腦功能、神經功能衰退，是比精子數量減少、生殖器官異常還要嚴重的問題。

一旦腦功能障礙引起智能衰退，讓人擔憂這可能造成人類文化荒廢，進而導致人類的末日。也許有一天，人類會跨越無法彌補的最後一道底線。到那時候，如果人類的腦部受損，也就可能失去解決問題的能力。

現在的環境荷爾蒙問題，正是處於過去悲劇的延長線上。儘管如此，我們卻置身在含有環境荷爾蒙等有害化學物質的日用品之中，毫無猶豫地揮霍著現在的生活，這不是該讓人憂心的事情嗎？我們希望有更多人知道，日用品中含有的有害化學物質，透過我們的皮膚進入體內是多麼危險。本書，正是為現在的便捷生活敲響警鐘的警告書。

身體文化 93

無孔不入經皮毒——防禦疾病，從保護皮膚開始！

作　　者——竹內久米司、稲津教久
譯　　者——鄭維欣
主　　編——郭玢玢
編　　輯——林芳如
美術編輯——陳文德、施佩怡
執行企畫——艾青荷
校　　對——郭玢玢、林芳如

總 編 輯——周湘琦
董 事 長——趙政岷
出 版 者——時報文化出版企業股份有限公司
108019台北市和平西路三段二四〇號二樓
發行專線—（〇二）二三〇六—六八四二
讀者服務專線—〇八〇〇—二三一—七〇五
讀者服務傳真—（〇二）二三〇四—六八五八
郵撥—一九三四四七二四時報文化出版公司
信箱—一〇八九九臺北華江橋郵局第九九信箱

時報悅讀網——http://www.readingtimes.com.tw
電子郵箱——books@readingtimes.com.tw
法律顧問——理律法律事務所　陳長文律師、李念祖律師
印　　刷——勁達印刷有限公司
初版一刷——二〇〇九年九月十四日
初版十八刷——二〇二三年八月二十三日
定　　價——新台幣二六〇元
（缺頁或破損的書，請寄回更換）

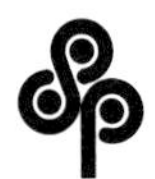

時報文化出版公司成立於一九七五年，並於一九九九年股票上櫃公開發行，於二〇〇八年脫離中時集團非屬旺中，以「尊重智慧與創意的文化事業」為信念。

無孔不入經皮毒／竹內久米司　稲津教久著；
鄭維欣譯. -- 初版. --
臺北市：時報文化, 2009.09
面；　公分. -- （身體文化；CS0093）

ISBN 978-957-13-5088-2（平裝）

1. 毒理學　2. 毒素　3. 中毒　4. 健康法

418.82　　98014778

ISBN 978-957-13-5088-2

Printed in Taiwan

編號：CS0093	書名：無孔不入經皮毒
姓名：	性別：＿＿＿ 1.男 2.女
出生日期： 年 月 日	連絡電話：
＿＿＿ 學歷：1.小學 2.國中 3.高中 4.大專 5.研究所（含以上）	
＿＿＿ 職業：1.學生 2.公務（含軍警） 3.家管 4.服務 5.金融 6.製造 7.資訊 8.大眾傳播 9.自由業 10.農漁牧 11.退休 12.其他	
通訊地址：□□□＿＿＿縣（市）＿＿＿鄉鎮區＿＿＿村＿＿＿里 ＿＿＿鄰＿＿＿路（街）＿＿＿段＿＿＿巷＿＿＿弄＿＿＿號＿＿＿樓 E-mail address：＿＿＿	

（下列資料請以數字填在每題前之空格處）

＿＿＿ 購書地點 /
1.書店 2.書展 3.書報攤 4.郵購 5.網路 6.直銷 7.贈閱 8.其他

＿＿＿ 您從哪裡得知本書 /
1.書店 2.報紙廣告 3.報紙專欄 4.雜誌廣告 5.網路資訊
6.親友介紹 7.DM廣告傳單 8.其他 ＿＿＿

＿＿＿ **您希望我們為您出版哪一類的作品 /**
1.疾病醫療 2.生活保健 3.養生方法 4.健身塑身 5.食物與營養
6.美容保養 7.心理衛生 8.醫病關係 9.其他 ＿＿＿

＿＿＿ **您對本書的意見 /**
＿＿＿ 內容 1.滿意 2.尚可 3.應改進
＿＿＿ 編輯 1.滿意 2.尚可 3.應改進
＿＿＿ 封面設計 1.滿意 2.尚可 3.應改進
＿＿＿ 校對 1.滿意 2.尚可 3.應改進
＿＿＿ 定價 1.偏低 2.適中 3.偏高

您希望我們為您出版哪一位作者的作品 / ＿＿＿

您的建議 / ＿＿＿

請沿虛線撕下後對折裝訂寄回，謝謝！

日常隨身防毒小提醒

媽媽們平時購買這15種日用品時，一定要對照下表，注意是否含有以下成分，盡量避免使用、保護家人們的健康！

雖然產品標籤上標示有使用成分，然而不同的廠商與產品標示的方法也各有不同。以下將列舉各種產品標示的主要有害化學物質名稱。括弧內為一般常見名稱或略稱。

洗衣精	
合成界面活性劑	直鏈烷基苯磺酸鹽、聚氧乙二醇烷基乙醚、α磺酸脂肪酸酯鹽
螢光增白劑	有致癌性、環境荷爾蒙等嫌疑，應避免用於新生兒、嬰幼兒衣物、尿布等物品
廚房用清潔劑	
合成界面活性劑	烷基乙醚硫酸酯鹽、烷基氧化胺、聚氧乙二醇烷基乙醚、α-磺基甲酯酸鈉
衣物柔軟精	
合成界面活性劑	二烷基銨酯（二烷基二甲基氯化銨）
沐浴乳	
合成界面活性劑	烷基硫酸鹽、十二烷基硫酸鈉(SLS)、聚氧乙二醇烷基乙醚硫酸鹽（AES）、月桂醇・硬脂醇聚醚（聚氧乙二醇烷基乙醚、AE）
保濕劑	丙二醇（PG）
防腐劑	安息香酸、安息香酸鹽
抗氧化劑	乙烯二胺四醋酸、乙烯二胺四醋酸鹽（EDTA、EDTA-2Na、EDTA-4Na）、2,6-二叔丁基對甲酚（BHT）
著色劑	焦油系色素（紅色～號、青色～號等）
洗髮精	
合成界面活性劑	烷基硫酸鹽、十二烷基硫酸鈉(SLS)、月桂醇聚醚硫酸酯鈉鹽、月桂醇硫酸鈉、聚氧乙二醇烷基乙醚硫酸鹽（AES）、棕櫚酸醇（聚氧乙二醇烷基乙醚、AE）
保濕劑、乳化劑	丙二醇（PG）、二乙醇胺（DEA）
防腐劑	安息香酸、安息香酸鹽
抗氧化劑	乙烯二胺四醋酸、乙烯二胺四醋酸鹽（EDTA、EDTA-2Na、EDTA-4Na）、2,6-二叔丁基對甲酚（BHT）
著色劑	焦油系色素（紅色～號、青色～號等）
潤絲精	
合成界面活性劑	氯化烷基基三甲基銨磺酸鹽、聚氧乙二醇烷基硫酸鹽（AES）、鯨蠟酸醇（聚氧乙二醇烷基乙醚、AE）
保濕劑、乳化劑	丙二醇（PG）
防腐劑	安息香酸、安息香酸鹽
著色劑	焦油系色素（紅色～號、青色～號等）
牙膏	
合成界面活性劑、發泡劑	烷基硫酸鹽、十二烷基硫酸鈉（SLS）、十二烷肉胺酸鈉、十二烷肉胺酸鹽
潤濕劑	山梨醇、己二烯酸
防腐劑	安息香酸、安息香酸鈉
著色劑	焦油系色素（綠色～號、黃色～號等）

漱口水	
清潔輔助劑	聚乙二烯（PEG）
潤濕劑	山梨醇、己二烯酸
防腐劑	安息香酸、安息香酸鈉
著色劑	焦油系色素（綠色～號、黃色～號等）
洗面乳	
合成界面活性劑	甘油硬脂酸
保濕劑	聚乙二烯（PEG-O）
抗氧化劑	乙烯二胺四醋酸、乙烯二胺四醋酸鹽（EDTA、EDTA-2Na、EDTA-4Na）、2,6-二叔丁基對甲酚（BHT）
化妝水、乳液、乳霜	
合成界面活性劑	烷基硫酸鹽、聚氧乙二醇烷基乙醚（AE）
保濕劑、乳化劑	丙二醇（PG）、二乙醇胺（DEA）、三乙醇胺（TEA）
油性原料	流動石蠟
殺菌劑、防腐劑	安息香酸、安息香酸鹽、鄰苯基苯酚（OPP）
抗氧化劑	乙烯二胺四醋酸、乙烯二胺四醋酸鹽（EDTA、EDTA-2Na、EDTA-4Na）、2,6-二叔丁基對甲酚（BHT）
香料	有可能使用合成香料，但往往未標示物質名稱
粉底、眼影	
油性原料	流動石蠟
殺菌劑、防腐劑	安息香酸、安息香酸鹽、鄰苯基苯酚（OPP）
抗氧化劑	乙烯二胺四醋酸、乙烯二胺四醋酸鹽（EDTA、EDTA-2Na、EDTA-4Na）、2,6-二叔丁基對甲酚（BHT）
著色劑	焦油系色素（青色～號、黃色～號等）
口紅	
油性原料	流動石蠟
抗氧化劑	乙烯二胺四醋酸、乙烯二胺四醋酸鹽（EDTA、EDTA-2Na、EDTA-4Na）、2,6-二叔丁基對甲酚（BHT）
著色劑	焦油系色素紅色202號、紅色203號、紅色2304號、紅色223號、橙色203號
香水	
溶劑	乙基氟他胺酸
香料	香豆素、二甲苯麝香
嬰兒潤膚油	
合成界面活性劑	甘油硬脂酸
保濕劑、乳化劑	丙二醇（PG）
抗氧化劑	乙烯二胺四醋酸、乙烯二胺四醋酸鹽（EDTA、EDTA-2Na、EDTA-4Na）、2,6-二叔丁基對甲酚（BHT）
嬰兒用濕紙巾	
保濕劑、乳化劑	丙二醇（PG）
殺菌劑、防腐劑	安息香酸、安息香酸鹽
抗氧化劑	乙烯二胺四醋酸、乙烯二胺四醋酸鹽（EDTA、EDTA-2Na、EDTA-4Na）